名医出诊

MINGYI CHUZHEN

健康时报编辑部 编著

U0188790

中国科学技术出版社

·北 京·

图书在版编目（CIP）数据

名医出诊 / 健康时报编辑部编著.
— 北京：中国科学技术出版社，2015
ISBN 978-7-5046-6591-1

Ⅰ. ①名… Ⅱ. ①健… Ⅲ. ①疾病-防治-基本知识 Ⅳ. ①R4

中国版本图书馆CIP数据核字（2014）第084886号

编 委 会 健康时报编辑部
执 行 人 左娇蕾

出 版 人 苏 青
策划编辑 肖 叶
责任编辑 郭 璟
封面设计 阳 光
责任校对 林 华
责任印制 马宇晨
法律顾问 宋润君

中国科学技术出版社出版

北京市海淀区中关村南大街16号 邮编：100081
电话：010-62173865 传真：010-62179148
http://www.cspbooks.com.cn
科学普及出版社发行部发行
鸿博昊天科技有限公司印刷

*

开本：720毫米×1000毫米 1/16 印张：18 字数：330千字
2015年1月第1版 2015年1月第1次印刷
ISBN 978-7-5046-6591-1/R·1724
印数：1-10000册 定价：36.00元

（凡购买本社的图书，如有缺页、倒页、
脱页者，本社发行部负责调换）

前言

　　《名医出诊》专栏是健康时报的经典栏目，每期会推出一位中华医学会各分会主任委员、副主任委员等全国级别的名医。记者走进名医的诊室，跟他们一起出诊，采撷一手的健康新闻，把专家最想传达给公众的科普知识写出来，广而告之。

　　看过名医门诊的患者会发现，名医跟一般的大夫确实有所不同，除了医术高超，他们还很会讲话。记者在采访中也发现，他们之所以会讲话，是因为他们的眼里不仅有疾病，还有患者这个完整的人。正如北京协和医院郎景和院士所言："医生不是修理机器的工人，面对的不仅仅是一个生了病的器官，而是一个完整的、有血有肉，和周围有着千丝万缕联系的活生生的人。"

　　相信您看完这本书，不仅能找到自己想要的医学科普知识，还能感受名医的人文关怀。患者和医生本是一家人，大家共同的敌人是疾病，只要我们彼此信任，一定会将疾病控制住，无论得的是常见病还是危重病，都不会影响生命质量。只要用心对待生命，每一天都是精彩的。

目录

第一章 妇儿科

- 孕妇快乐　孩子健康
- 小儿癫痫要量化管理
- 跟孩子打交道不能急躁
- 试管婴儿早做易成功

中华医学会妇产科分会副主任委员张为远：

孕妇快乐 孩子健康

✚ 专家简介：张为远，北京妇产医院副院长，中华医学会妇产科分会副主任委员，中国医师协会妇产科分会副会长，中华医学会围产医学分会常务委员，妇产科学会北京分会副主任委员。

✚ 擅长：高危妊娠管理，产科出血及妊娠合并症、并发症的诊治。

【门诊见闻】

虽然是特需门诊，一上午近四个小时，张为远看了将近30名孕妇，若再把拿回检查单子二次问诊的次数算上，就差不多有50人次了。

产科门诊与其他科室门诊相比，总能多不少轻松、不少欢笑。最逗乐的是一位很健谈的时尚准妈妈，她这样回答医生"末次月经什么时候"的提问："我最后一次来月经的时间是去年农历十月十八。"

这下可逗乐了在场的医生和护士，21世纪的年轻人，居然还用农历来计时。门诊时间有限，为了不耽误其他孕妇，医生继续问诊，随诊护士赶紧掏出手机，开始查看万年历，把农历日期转化为公历日期。

农历公历同时出现，张为远感叹："有点乱，咱们从头再顺一次"……这才把末次月经时间、孕周多少等核对清楚。

也有孕期状况异常的准妈妈，让医护人员揪心不已。一位孕妇落座后不问诊，先问："能不能让家属进来陪着？我心里没底。"按规定，这一请求只能被拒绝。

张为远紧锁眉头查看了患者的就诊资料后，轻声问了一串问题："您今年多大？做什么工作？是第几次怀孕？家里有孩子没？男孩女孩？健不健康……"之后，才告知孕妇胎儿患有严重的先天性心脏病、胸腹水，孕妇有羊水过多等异常情况，并建议她放弃这个小孩。

劝解和鼓励性的话语说了很多，孕妇就是一直不说话。纠结了很久，张为远似乎意识到对方的意图，再这么僵持也只会影响后面的患者，又从如果不放弃，应该怎么做，后果会怎样的角度给对方讲了一通，末了，还给开了点药，并告知"那药不贵，就是缓解你羊水过多症状的。"没想到的是，几轮问诊过后，这位孕妇又回来了，拿着问题清单，又把刚才已经说清的问题细细地再问了一遍，张为远依旧耐心回答。

怀孕已经不是一个人的事情，现在是一个人怀孕，全家人操心。随着信息社会的知识普及，很多准妈妈反而容易听得过多，引发孕期焦虑，还有些人对优生优育的理解就是大吃大喝，结果造成孕期营养失衡。张文远有四个主要提示：

【备孕时记准末次月经】

门诊现场：有几个问题，面对门诊每一位孕妇，张为远都会问道："末次月经是什么时候？一般多长时间来一次月经？每次月经持续几天？"记者在随张为远出门诊时发现，有些孕妇难以回答清楚这些问题，也没有意识到这些问题的重要性。

张为远：记准月经周期是为了准确推算孕周和胎儿生长的周期。时间算准了，才能知道胎儿的生长状况是否存在异常，是过大了还是过小了等。一般情况下，女性月经周期为 28 天左右。孕周的计算是从上次月经来潮的第一天算起，受孕一般在下次月经来潮前两周左右。需要提醒大家的是，女性月经周期异常，要排除相关疾病后再考虑能否受孕。

【四类孕妇要羊水穿刺】

门诊现场：一位在地方医院做过唐氏筛查，被确诊为高危并建议其做羊水穿刺的孕妇诉苦："网上说，羊水穿刺有 1% 的流产率，我没敢做。"

张为远：唐氏筛查是通过母体血液中的一些激素水平变化和孕妇的年龄等推算胎儿的风险系数。为了获得一个健康的宝宝，排除胎儿染色体异常的可能性，我们建议做羊水穿刺。穿刺过程中一部分人可能因此造成子宫收缩，从而引发流产，但这个概率是很低的。能行羊水穿刺检查的医院不多，医生操作很谨慎，有预防和治疗手段。除唐氏筛查高危人群，35 岁以上孕妇，家族有遗传病（如血友病、地中海性贫血等）或以前生过有染色体方面异常孩子的孕妇，建议做羊水穿刺。

【怀孕后吃大锅饭】

门诊现场：超重孕妇还真不少。张为远提醒一位准妈妈："您可不能再敞开肚子吃了"。孕妇答："米饭吃很少，就吃燕窝、海参。"

张为远：有调查显示，超过七成准妈妈超重，体重增长超 20 千克的不少见。超重非但保证不了胎儿营养，还会影响胎儿健康。更严重的后果是，容易出现巨大儿（新生儿体重超过4千克），剖宫产率也因此居高不下。还可能引发妊娠糖尿病、妊娠高血压等。怀孕了，家人吃啥你吃啥就够了。孕早期最好清淡点，少食多餐，多吃点富含碳水化合物的食物和富含叶酸的食物；孕中晚期适当增加鱼、禽、蛋、瘦肉、海产品、奶类的摄入量，常吃一些含铁的食物，少吃刺激性食物。

【怀孕了莫太焦虑】

门诊现场：准妈妈担忧："我睡觉时手有点抽筋，是不是孩子出了什么问题啊？""我怀孕长了30多斤，会不会生一个巨大儿啊？是不是必须得剖腹产啊？""我都怀孕40周了，孩子怎么还没动静啊，我要不要住院啊？"

张为远：我经常提醒孕妇：甭着急、顺其自然。很多现象，不是非此即彼一下子就能断定是有问题还是没问题的，可能别人怀孕38周就生了，你怀到41周才生，这都属于正常范围。再比如，你B超没看到孩子的脸，可能溜达溜达活动活动，孩子转动了，再拍B超孩子脸就又能看到了……所以，不要着急，不要焦虑，自信、开心的妈妈生的孩子才更健康。做到科学保健、顺其自然是最好的。

【记者手记】

张为远有两句口头禅："没事"和"知道为什么吗"。近4小时看了将近30位孕妇，他说了30次"没事"。

"没事，（胎心）1分钟跳150次也正常。知道为什么吗？"张为远说："就跟人走路跑步心率有快有慢一样，他也是人，心率也是随胎动变化的。"

一位38岁的孕妇转氨酶偏高。张为远看过后安慰她："没事，别有心理负担，知道为什么吗？真正严重的情况是数据翻倍地增高，咱顶多多查几次。"

对孕妇而言，"没事"是最愿意听到的诊断了。对于患者而言，"知道为什么"是本该拥有却又很难获得的就诊权利，因为时间太短。

张为远的患者很多，她们总是自己还没有生产，就又介绍朋友或亲人找他。

中国外科之父裘法祖曾说："我从医已经65年，常扪心自问，杏林行走65载，是否让每一个经过我诊治的病人感到温暖，是否做到了想病人之所想，急病人之所急。"

"医者父母心，急患者之所急"，这是每一位医生应有的职业操守。（余易安）

中华医学会儿科学分会副主任委员秦炯指出：

小儿癫痫要量化管理

✚ 专家简介：秦炯，北大医院儿科主任，中华医学会儿科学分会副主任委员，全国小儿神经学组组长，中国抗癫痫协会副会长，北京抗癫痫协会会长。

✚ 擅长：癫痫、神经遗传病等小儿神经系统疾病。

【门诊见闻】

从早上 8 点到中午 12 点 15 分，秦炯接待了 15 个患儿。记者印象最深的是一个江西 12 岁患儿的就诊经历。

2012 年上半年，体育老师告诉父母，孩子在上课时突然摔倒，表情发愣。自此，一家三口平静的生活被彻底打乱。在来北京之前，为了给孩子治病，他们已经举家迁往广东。但一年过去了，孩子的病情仍然不见好转，所以就想到来北京找秦炯。这次，为节约旅费，父亲并没有一同过来。

"从去年至今，犯过多少次病？"

"无数次。"

"怎么可能呢？你说得具体一点，一个月有多少次？"秦炯继续追问。

"每个月大概两三次吧，多的时候五六次。"家长妈妈想了想回答。

"那我们估算一下，一年有 50 次左右，对吧？"秦炯一边记录，一边接着问："每次发作有些什么表现？只是头晕吗？有什么表情？每次发作完后意识清醒吗？"

"有多少次发病时摔倒了呢？站不稳也算一次。"孩子妈妈刚回答完，秦炯继续追问。

"摔倒前孩子有些什么表现？是走着走着摔倒的，是站着就摔了，还是先晕一会儿再摔倒？"

"发作时，一般情况下要持续多长时间？在晕多少秒之后再摔倒？摔倒后多久恢复意识的？"

"在第一次发病之前，孩子有没有出现过头晕、呕吐的现象？"

秦炯一边不停地发问，一边详细地记录。在一次又一次回忆病情中，孩子的妈妈开始哽咽，这时，秦炯没有去安慰，反而劝阻她不要乱了阵脚。秦炯严肃地说："孩子的病情没有严重到不能治疗的地步。我们不是正在一起想办法吗？你是孩子的妈妈，要学会坚强，你这样的表现会给孩子带来多大的伤害！"孩子的妈妈迅速地止住了哽咽。

对于这个初诊患儿，秦炯的问诊长达 40 分钟。

秦炯告诉记者："在儿童神经系统疾病中，癫痫占到一半以上。好在治愈率比较高，能达到 70%。关键是要摸清病情，找准病因。如果大脑里没有病灶，只是存在异常放电，治好的希望是很大的。"不过，在随诊中，记者也发现，儿童癫痫存在病情复杂，家长描述模糊、情绪化严重等问题。秦炯有四个提示：

【记录病情越细越好】

门诊现场：对于初诊患儿，秦炯都会问得十分详细，半小时以上的问诊并不鲜见。很多家长对孩子发病细节的记录严重欠缺，面对问诊，只能以"好像"、"可能"来回答。

秦炯：每个患儿我都要问透，所以病情记录越详细越好。不少家长带孩子来看病，一问孩子病情，只能说"很严重"，"很长时间"，"经常发生"。一追问，具体到什么程度，却回答不上来。家长可以准备一个小本，像写日记一样，每天都记录一下。特别是发作时间、详细的行为描述、发病阶段持续时间、每天的用药种类和剂量等，这些都有助于医生诊断。

【家长情绪不要紧张】

门诊现场：有的孩子就坐在身边，家长说着说着就哭了。有的家长因为挂不上号，急得给医生下跪。有的家长带孩子看病，常常是多位亲人一起进诊室。

秦炯：有时多位家长一起进诊室，大家七嘴八舌的，医生不知道该听谁的，给孩子也造成很大的心理压力。初诊最多有两个熟悉病情的家长带孩子进诊室，复诊时仅需一个家长。如果孩子病情稳定，家长对病情记详细，偶尔孩子不过来也可以。需要重申的是，家长的心态对孩子影响非常大，如果家长惊慌失措，孩子会更加痛苦。不要以为孩子什么都不知道，其实他们心里非常明白。

【脑电检查半年有效】

门诊现场：有的患儿在其他医院做过脑电图，秦炯看完之后，又让再查一次，有些家长不太理解。

秦炯：脑电图是癫痫诊断最重要的辅助检查，有助于医生对病症进行分类和制订治疗方案。只要做过脑电图，不管是什么时候做的，每次就诊都要带上。一般来讲，如果孩子病情比较稳定，半年之内可以不用再做。若不稳定，即使半年内做过，还是有必要再做的。有些患儿常规脑电图记录是阴性，复查脑电图时可加做蝶骨电极，这样可以更加准确地监测前颞叶和额叶放电。电极检查对身体没有不良影响。

【血药浓度最好监测】

门诊现场：家长抱来一个胖小子，才一岁多，已经明显超重。还有一个五岁多的孩子也是一个肥胖儿。

秦炯：丙戊酸是治疗癫痫的常用药，部分患儿服药后食欲旺盛，体重增加过快，甚至肥胖。这与内分泌失衡无关，主要是因为食量太大所致。对于这类患儿，家长应有意识地控制孩子的主食摄入量。抗癫痫药都可能会出现一些副作用，有条件的话，对某些药物可做血浓度监测。医生按常规给药，患儿由于存在代谢差异，同一药物、相同剂量，有的孩子可能不够，有的孩子可能出现不良反应。因此查血药浓度，是非常利于个体化用药的。

【记者手记】

"快给爷爷问好"、"快让爷爷看看"，家长常用这些"引导语"。每每此时，40多岁的秦炯总是乐呵呵说："怎么啦？快过来，让我看看。"刚才还决心与父母抗争到底的患儿，在秦炯拉拉手，抱一抱，逗一逗之下，很快就乖乖地接受检查。

听到一个家长说，因为偶尔犯病，就不再让孩子上体育课，秦炯急了："一年累计犯病时间加起来也不过20分钟，别的时候都好好的，你们怎么能不让孩子上体育课呢？"

秦炯说："孩子缺乏锻炼是小事。同学们都上体育课去了，让孩子一个人坐在教室里边，心理上的创伤可比癫痫严重得多。你回去快让孩子上体育课。"

就这样，在既治身病、又治心病的秦炯帮助下，一个又一个的癫痫儿童重新回到了操场上，与同学们一起蹦蹦跳跳地上体育课。

"消除偏见，走出阴影"，这是国际抗癫痫联盟和世界卫生组织倡导的全球性抗癫痫运动的主要目标之一。秦炯更是把这些理念落实到日常诊疗中，让全社会都能够正确对待癫痫患者。（吴润果）

上海儿童医学中心发育行为儿科主任章依文教授：

跟孩子打交道不能急躁

+ 专家简介：章依文，主任医师、教授，上海交通大学医学院附属上海儿童医学中心发育行为儿科主任，上海预防医学会妇幼保健专业委员会委员，上海市儿科临床质量控制中心专家委员会成员。

+ 擅长：儿童认知、语言和行为的评估及个体化的治疗建议，儿童发育迟缓、学习困难、语言障碍、发音异常、孤独症、多动症和抽动症的诊治。

【门诊见闻】

一个在上海某艺术学校读小学的小女孩由父亲带着来到儿保科章依文教授的门诊，父亲说老师反映孩子经常注意力不集中，经常和同学说话，成绩不理想，老师怀疑是多动症。

在门诊室，小姑娘被问了几句话，虽然默不作声，眼泪却不停地往下流。

章教授并不认为她就是简单的多动或注意力不集中，因为孩子在看病时的默默流泪引起了章教授密切的关注，这些孩子很可能存在一些担忧或委屈。

经过检查和询问，才了解其实这个女孩智力一般，但就读的学校是所不错的学校，老师要求高，同学们的领悟能力要比她快一些，她上课说话其实是听不懂了想向同学询问，希望自己马上能将老师上课的内容搞懂。久而久之，她养成了一听不懂就问同学的习惯。

"不能简单地认为孩子上课讲话就是注意力不集中，她其实是非常想学好，才会上课说话的。及时与孩子沟通，了解孩子的困惑，及时给予必要的帮助，往往可以将大事化小，小事化了。盲目责怪孩子，并对孩子抱有不切实际的要求，不仅学习学不好，心理还会出问题。"章教授语重心长地告诫家长。

"很多家长在家里就是太急躁了，没法和孩子沟通，孩子有问题就只能带到医院里来。"章依文教授介绍说。

章依文的门诊上最多的是多动、注意力缺陷、不会讲话和口齿不清的孩子，家长都是望子成龙，但往往不理解自己的孩子，章教授希望家长能多换位思考。

章依文教授说，跟孩子交流，确实需要耐心，因为要和孩子打交道，所以不能太急躁，往往越急躁越麻烦。家长和孩子沟通，当孩子无法描述时，有时给孩子做一些选择题，往往比较容易发现问题，甚至引导他们把内心的想法说出来。

【口吃，家长不可过度焦急】

门诊见闻：有的口吃儿童的家长很焦急，孩子越口吃，他们越心急。

章依文：儿童时期出现的口吃现象并非真正意义上的口吃，一般称为"发育性不流利"，即指发生于5岁前、暂时的言语不流利。当儿童已经熟练掌握了语法规则，口吃现象就自然消失。家长不要提醒或指出孩子讲话的不流利，要耐心倾听孩子讲话的内容，对孩子讲话内容作出反应，而不是对他的口吃作出反应。其次，父母要让孩子将所想的表达出来，不要打断、催促他，让他使用自己的词汇。在对孩子的话作出应答前等待 1 ~ 2 秒，以帮助他稳定情绪。每天至少花 5 分钟时间与孩子谈话，做到语速缓慢、语言简单、轻松愉快。

【多动症，正规治疗更要坚持】

门诊见闻：儿子被确诊多动症，母亲平日不给他吃药，考试前才给他吃药。孩子考试能勉强完成，但成绩不理想。

章依文：这位母亲的做法不可取，平日孩子因为注意力缺陷根本没法完成学习任务，知识的漏洞必然不断增大，即使考试时药物帮助他注意力暂时集中能够完成试卷，但平时没有掌握的知识依然不会，成绩肯定越来越不理想，家庭矛盾会加重，师生关系也比较紧张。多动症一旦确诊就要坚持正规的治疗，让孩子能够适应学习和生活环境，能够像其他正常孩子一样完成各项任务。家长不必过分担心药物副作用，更不应该将多动症的药物作为考试时的灵丹妙药，这样会错失有效的治疗时机。

【记忆力差，综合评估因材施教】

门诊见闻：一名即将升四年级的小学生记性很差，特别是语文成绩不好，作文也不会写。

章依文：要从多个方面评估，通过做包括记忆力、注意力、智力和学习能力在内的一系列测试来了解孩子的真实状况。有很多孩子，其实不是记忆力有问题，而是学习能力稍弱一些，如果恰好又是在一个比较好的学校，学习要求又比较高的话，很容易出现学习跟不上。如果父母不在意，这种情况慢慢地就会导致厌学甚至引发心理问题。父母一定要了解自己的孩子，给每个孩子正确的期望，要因材施教，千万不要给他们过高的压力。当孩子出现学习困难时，要积极寻找原因，不能简单地要求孩子努力学习。

【睡眠障碍，耐心找出患病原因】

门诊见闻：一名上幼儿园的小朋友最近一个月入睡困难，躺在床上要一个多小时才能入睡，此前她没有任何问题。

章依文：孩子之前睡眠很好，近期出现问题，很可能是受了某些刺激或环境有改变。在耐心询问下才得知，小朋友是由于近期看了一部有"吃人"场景的电视剧，害怕自己被怪兽吃掉才出现问题的。家长应为孩子选择合适的电视节目，避免过度的紧张刺激，尤其在睡前更不能看此类电视。因为儿童的神经系统尚未发育完善，强烈的刺激使大脑过度兴奋，影响睡眠。同时，由于儿童认知能力的局限，难以区分真实与虚假的东西，需要家长与孩子多沟通，及时消除孩子的担忧。

【记者手记】

章依文教授的诊室是一间充满泡泡的诊室。有的孩子非常调皮，跑来跑去，一刻也不停歇；有的则很安静，不怎么说话。她的"法宝"就是一个能吹泡泡的红色塑料瓶。

每当孩子在百般开导下好不容易说出了一些对于医生判断病情有帮助的话，她拧开瓶盖说："来，奖励你吹口泡泡。"孩子闭着眼睛吹一口气，睁开眼时满屋都是泡泡。

对于一些口齿不清的孩子，章教授总是耐心地教会孩子发音，每当他们说得很接近正常发音时，她又会给孩子一次吹泡泡的机会。

章教授的座位下有个箱子，里面装了很多东西，印着生活中各种用品、动物的相册，有镜子，还有小玩具。她耐心地让口齿不清的孩子说出相册上的物品名称。厚厚一本相册从头说到尾，慢慢听他们的发音表现归纳出孩子的发音错误类型，为发音治疗提供依据。

跟章教授出诊，记者体会到，有些孩子的问题其实是家长的教育出了问题。家长要因材施教，不要给孩子太大的压力。（刘永晓）

北京大学第三医院生殖中心主任乔杰：

试管婴儿早做易成功

✚ 专家简介：乔杰，北京大学第三医院院长，妇产科主任、生殖医学中心主任，中华医学会生殖医学分会第三届委员会主任委员，北京医学会生殖医学分会主任委员。

✚ 擅长：妇科内分泌，辅助生殖技术，多囊卵巢综合征等。

【门诊见闻】

一上午的出诊，乔杰教授滴水未进。

"您说我这次能怀上么？""饮食要控制么？"这位已经有过一次胚胎停育经历、这次又来做胚胎移植的女患者，等了一个多月才约上乔杰。她忐忑的问询如连珠炮一样迫不及待地一吐而尽。

"放轻松，怀上的概率很大。"乔杰一遍翻看病例一边答道。"你这次情况不错，前次治疗还剩下质量好的冻存胚胎。先把维生素 E 吃上，这里面有生育酚，可提高受孕率。再吃些复合维生素。

下次月经第八天开始监测排卵，确定排卵期后选择合适的时间移植就行了。"

"留得青山在，不怕没柴烧。把'青山'调好了，又有好胚胎，怀孕就不成难题啦。"乔杰又补充道，"除了治疗就是生活方式的调整。肥胖和胚胎停育有关系，要减减肥。饮食方面，可以减主食，但千万不能减营养。心态要好。坚持锻炼，快走、跳绳，每天锻炼半小时，脉搏到达120次以上。争取下次来见我时，体重有明显改善。"

乔杰又叮嘱助理："以后要养成好习惯，无论病人听清楚没有，你都要记录在药方的底单上，她要忘了可再看。"

女患者感激地点了点头，刚要离开诊室，又突然转身追问："我下次什么时候过来看呢？您的号太难挂了。"

"我把下个月的治疗方案都给你写好了。不孕治疗不要凑医生的时间，要根据你的治疗进程来。生殖中心每一位医生看到病历记录都能了解我的治疗方案，会帮助你继续治疗。放心吧，万一有特殊问题，我们每周的科室查房可以一起讨论，帮你解决问题。你是相对容易成功的，没那么困难，不要紧张啊。希望很快听到好消息。"说着，乔杰起身将患者送到门口，拍着她的肩膀鼓励道。

生儿育女、传宗接代是生命延续的自然规律。但如今，在身体体质、外在环境的多种因素的影响下，这个以往在百姓看来最自然不过的事情却变得越来越不容易。"生娃要趁早"，在生殖专家乔杰教授看来，这是破解生育难题的最简单有效的"康庄大道"。

【月经不准：尽早怀孕尽早生】

门诊现场：一位32岁女士月经不准，第一次怀孕做了人流。两年后第二次怀孕，3个月时发现胚胎停育。第三次经过药物调理后怀孕，不久流产。现在是第四次怀孕。

乔杰：平时月经不准的女性，如怀孕了就建议留下来，莫轻易做人流。这是因为月经不规则通常都与内分泌异常相关，月经不准，排卵周期也不规则，黄体功能不全。这些情况都有可能导致其受孕难，易自然流产。

年轻时卵巢功能及子宫状况等各方面条件都比较好，这些疾病的影响不是特别明显，妊娠高血压、糖尿病等并发症的风险也小。只有40%月经不准的人碰巧受孕成功，一旦怀孕就应该尽早孕育，成功保住。而人工流产等破坏及刺激，会加重日后受孕难。

【高龄备孕：孕前先做健康体检】

门诊现场：一位42岁女士做过两次人流，40岁后准备怀孕时却很难成功。在经过治疗依然无法顺利怀孕。自然受孕不成功，又不准备做试管婴儿，犹豫再三。

乔杰：对于女性来说，28岁前是最佳生育年龄段。通常女性生育能力从30岁时开始下降，至35岁后呈现陡坡式下降，因为此时卵巢功能减退、卵子质量下降。

超过40岁怀孕，有些困难，但也还有机会，只是失败的概率高，要有勇气面对多次治疗。超过35岁，备孕前最好先到医院做健康体检，对某些疾病做到在怀孕前加以控制。女性需要做的检查是子宫卵巢的功能和全身状况，如有无高血压、糖尿病、传染性疾病等；男性需要做的是精液化验。

【试管婴儿：越年轻成功率越高】

门诊现场：一位32岁女士结婚后有过一次人流经历，之后就再也没有成功地怀过孕，想做试管婴儿。

乔杰：试管婴儿的成功率与女性年龄、疾病有很大关系，患者较年轻，患有因输卵管因素导致的不孕症，如有宫外孕病史的，更容易成功。国际上辅助生殖技术的成功率在 40% 左右，越年轻、卵巢功能越好、并发症越少，成功率越高，所以对于年轻病人差不多是在 60% ～ 70% 的成功率，而对于 40 岁以上的病人可能就剩下 10%，甚至是 5% 的成功率了。

35 岁以上的，有子宫内膜异位症、卵巢巧克力囊肿手术史的，输卵管积水的，或盆腔重度炎症的病人的成功率要下降。因此受孕有困难要早检查早治疗，避免丧失宝贵的妊娠机会。

暂不要娃：可冷冻受精卵

门诊现场：一位年轻女性暂时不想要孩子，但又担心年龄大了再生育，卵子质量会下降，询问有什么好的办法。

乔杰：对于暂时不想生育又想保存卵子的女性，或者因为特殊原因暂时不能生育的女性，可以先把她的卵子冷冻起来。不过，相比之下，保存受精卵要比单纯保存卵子更加稳定，因此暂不生育的已婚女性在同丈夫达成一致意见后，可保存受精卵。未婚女性只能冻存卵子。

而对于一些得了恶性肿瘤要进行放化疗治疗的患者，如果想保存生育功能的话，可以提前把卵巢切除，把其中的卵和卵巢冷冻起来，等疾病缓解以后再移植回去，这也是国际上最先进的技术，我们现在也都在尝试着做。

【记者手记】

乔杰教授的认真与随和，给患者以轻松与信赖。言谈亲切，柔风细雨，医患之间，时而唠唠家常，时而聊聊工作，有时，乔杰还不厌其烦地给患者做做科普宣传。

生殖疾病，与其他任何一个专业的疾病都有一个明显区别——如果说，其他专业的医生是竭尽全力去延续患者本人的生命，那么生殖科医生就是在解决患者本身问题之外，更多地实现患者家族生命的延续。而乔杰用精湛的医术给患者铺就了最稳妥的解决之道，她对患者细致入微的照顾与朋友般的温暖关怀，也让患者在生育大事面前放松心情、举重若轻。

在她看来，治疗不孕不育先让患者卸下负担，放松心情。她比喻道，卵子就好比是种子，子宫就是土壤。怀孕就需要先把土壤调整得更加肥沃，把种子培育得更加优质，才能让种子顺利扎根、茁壮成长。不孕不育家庭中，往往妻子承受了来自家庭和自身的诸多压力，家人和医生给予更多的理解和支持。让患者卸下负担，轻松上阵，才能有所收获。（井 超）

第 二 章 心 理

- 帮心理障碍儿童归队
- 总想不开要看精神科
- 看病就像哄孩子
- 拿不起放不下或是焦虑

中华医学会精神病学分会儿童学组主任委员郑毅：

帮心理障碍儿童归队

+ 专家简介：郑毅，北京安定医院副院长，中华医学会精神科分会儿童精神医学组主任委员，中国儿童心理卫生专业委员会副主任，亚洲儿童和青少年精神医学学会主席，国际儿童和青少年精神医学及相关学科协会执委，北京儿童少年心理卫生中心主任。

+ 擅长：儿童精神疾病的诊疗防治、独生子女健全人格的培养、脑潜能开发、学习困难、儿童青少年行为相关障碍、儿童精神障碍遗传及行为基因学有特殊研究。

【门诊见闻】

在北京安定医院的门诊，儿科是最拥挤的科室之一。因为小孩通常难以准确表达自己的感受，几乎每个孩子身边都包围着父母和其他亲戚。

郑毅还没看完前一位患儿，一个8岁女孩就提前进来，她一刻都没闲着，一会摸摸门，一会伸过头去看看医生写病历，一会又去称体重。

"这个孩子就是爱动。以前我们觉得好动的孩子聪明，上学后，老师经常向我们反映她爱离开位子，怎么批评也没用。起初我们以为孩子不懂事，可现在二年级了还是这样。"女孩的父亲告诉郑毅。

此时，这个小女孩又玩起桌上的签字笔。

"她的表现很符合儿童多动症的症状，注意力很难保持集中。她平时考试能考多少分？"在了解到这个孩子一般成绩能上90分时，郑毅让孩子先做一个注意力测试。

1个小时后，父女二人回到诊室，递给郑毅一份测试单。郑毅看了看说："只要找出每行中指定的符号，集中注意力就可以做对，不用过于思考，但她竟然出现了23%的错误率。"

见孩子的父亲还是没理解，郑毅解释："打个比方说，这就像在考试中，她有23%的错误都是因为粗心大意，正常孩子一般是不会出现的。"

这时，郑毅伸手将了将小孩额头上的发际（额头发线的位置），再看了看孩子的父亲，然后问："她妈妈发际很低吗？您的孩子发际很低，如果不是遗传原因，这也可能是与多动症有关的一个躯体的异常现象。"

孩子的父亲挠挠头说："这还真没注意过，没想到精神病也能从外表上看出来。"

郑毅看了看孩子的父亲说："精神问题是非常复杂的，我们要注意一切细节，有些心理障碍，特别是孩子的神经和精神发育问题，的确也能从外表上看出端倪来。"

儿童精神病患者就是这样一个特殊群体。他们或许孤僻，或许好动，或许胆小，或许冲动，他们是老师眼中的问题儿童，他们令父母家人摇头叹息。其实，他们只是病了，通过合理的治疗，完全可以回归正常人的社会。郑毅有四个主要提示：

【多动症6岁前发病】

门诊现场：有的多动症儿童仅仅是上课喜欢离开位子，还有的孩子就是坐不住，甚至无法上学。这些孩子在诊室里都闲不下来。

郑毅：有些家长认为多动症是性格原因或小毛病，其实这是大脑发育中出现了问题，需要接受药物治疗。多动症一般上了小学才被发现，但往往 6 岁前就已经发病。如不接受正规治疗，大约 1/3 患儿会把疾病带到成年，甚至引起人格障碍等终生疾病。还有些轻度智力发育障碍的患儿易共患多动症，身体上出现异常，如发际低、通贯掌（掌纹贯穿整个手掌）等特征，通过遗传代谢检查才能发现问题。家长应该及早带孩子进行全面体检和精神科的检查，千万不要放过任何一个异常细节。

【孤独刻板要排除大病】

门诊现场：一个中年男子滔滔不绝地向医生讲述病情，站在身旁的大男孩有十七八岁，低着头，目光呆滞。郑毅问他平时都做些什么，他半天才吐出一个字："玩。"

郑毅：孤独症儿童在交流上会出现障碍，不愿与人目光接触，语言能力差，还经常出现一些重复、刻板，甚至怪异的行为，还有的孩子喜欢某种没有生命的东西。家长一旦发现孩子不会笑，不愿意与父母或其他孩子接触，不会用手指指点东西，不会玩装扮性的游戏，就应该警觉。如果孩子再有重复、持续的刻板动作，就该赶紧带他就医。不要等发病了才看大夫，孩子见好又不管了，而要定期与医生联系，监测病情，调整用药。

【病情稳定就要上学】

门诊现场：一位漂亮姑娘，穿得也挺时尚，已经 16 岁了，很长时间没有上学，原因就是坐不住，成绩跟不上同学。

郑毅：其实，许多儿童精神病本身并不可怕，在规范的用药治疗下，是可以恢复到正常状态的；真正可怕的是社会的歧视、亲属的羞耻感以及自身的回避，这些才是真正阻止精神病患儿融入社会的关键因素。作为患儿家长，首先应该坚定治病的信念，然后在孩子病情得到稳定控制的情况下，积极帮助孩子进入学校。现在很多家长害怕孩子会在学校受欺负，或者害怕自己承受过多的压力，放弃了让孩子上学，这既不利于孩子康复，更不利于他们以后适应社会。

【个体化治疗非常重要】

门诊现场：一个高中生长期接受治疗，病情控制得很好，但最近又比较冲动，与同学发生冲突了。经检查，他的身高已经有 1.85 米，体重 80 千克，郑毅告诉家长，这个孩子的用药量应该增加了。

郑毅：对于儿童精神病，个体化治疗很重要。医生需要根据孩子的实际年龄、生活环境、生长发育情况，来综合判断病情。有的家长带孩子来看病，开过药后就一直按同样的剂量和搭配来服用，这是不科学的，应该定期复查。孩子的身高体重一直在变化，而药物的作用剂量需要根据这些指标来调整，否则就可能起不到较好的效果。网上有一些精神病量表，这仅能提供参考，绝不能代替医生的诊断。

【记者手记】

这是郑毅与一位躯体化障碍儿童的对话。她固执地怀疑自己的眼睛出了问题，与她交谈近 20 分钟，郑毅自始至终主导着对话。

"眼科医生都说没事了，我们就不讨论这件事了，好吗？"

"但我还是觉得有问题，我眼睛是斜的，你看不出来吗？"

"你先告诉我，我让你做事，你都做了吗？"

"你看下我的眼睛！"患儿有点急了。

"我让你做的事情，你都做了吗？"郑毅并没有理会她，反问道。

"我做了，我现在报了舞蹈班和声乐班。可是，你不觉得我眼睛有问题，上台很丑吗？"

"我们不要再争论这个根本不存在的问题了。你能照我的话做，很好，现在我让你自信地上台表演去。"郑毅继续严厉地说。

精神病患儿更容易受医生的影响，有时医生的一声呵斥可以喊醒他们，让他们开始质疑自己的想法，一旦疾病这道坚固的堡垒出现了缝隙，医生指导、药物作用、家人劝诫，再加上自己的努力，便能一举将"堡垒"击碎，郑毅就是这样一位爆破手。（吴润果）

中华医学会精神病学分会副主委、北京安定医院院长马辛：

总想不开要看精神科

✚ 专家简介：马辛，北京安定医院院长，北京市精神卫生保健所所长，中华医学会精神病学分会副主任委员，中华预防医学会精神卫生分会副主任委员，中国心理卫生协会理事长，北京市医师协会精神科医师专家委员会主任委员。

✚ 擅长：常见精神疾病,特别是老年精神疾病的诊断及治疗。

【门诊见闻】

"我为什么爱哭?"

"我心里不好受。"

"我感觉特委屈。"

"她老让我吃药!我喜欢喂鸟,她就是反对。家人没有一个人理解我。"患者一边说,一边不停地抹眼泪。

一位七十多岁的老先生指责的就是身边陪伴了他几十年的老伴儿,这种场景在马辛的诊室里面已经见多不怪了。

可不一会儿,老先生又高兴地说:"我家旁边新开了一家花店,我就爱去买花花草草。"

"您这样做就对了,生活这么好,您该知足。老伴儿是领导,您得听她的。她让您吃药就得吃,别伤心了。"马辛劝道。

"对,我现在特有满足感,孩子对我好着呢……我现在就觉得对不起我爸,无以回报。"老先生突然又哭了起来。

这是一位典型的双相情感障碍患者。马辛赶紧安慰他:"没事儿,没事儿,您现在不好受,是因为大脑里面生产某些物质的工厂怠工了。我这回给您开的药,跟以前您吃的那些药不同,是帮助补充这些物质的。吃完后能稳定您的情绪,心里就踏实了,不会老激动了。您一定得好好吃。"

听完这些话,老先生的情绪才稳定了下来,表示一定好好吃药。

马辛不到 8 点开始出诊,一直到 12 点多送走最后一个患者,中途几乎没有一刻休息。连同复诊,她一共看了 18 位患者,马辛都会耐心地倾听完他们的每一句话。

从一上午的门诊情况来看,这位爱哭的老先生算是病情较轻的。这些老年患者中,有一宿一宿睡不着觉的、有整天觉得自己被监视的、有声称可以与鬼神交流的,还有抑郁得吞下 200 片安定、刚抢救过来的。

一位抑郁症患者流露出了轻生的念头，马辛一口气跟他聊了40多分钟，用哪种药、住不住院都与他进行了讨论。

有些老年人长期受到精神疾病的困扰，甚至自杀，因此，总感到烦躁不安、憋屈难受、钻牛角尖，要及时向精神科大夫求助。马辛认为，老年精神疾病具有特殊性，除了从精神方面分析外，还必须考虑常见躯体疾病，尤其要注意四个常见问题：

【小心多事之春】

门诊情况：一位替母亲复诊的小伙子说，老人吃了药效果一直不错，春节前基本感觉已经完全康复了，家人就把她的药停了。最近几天，老人又开始失眠烦躁。

马辛：春天容易反复，这是精神疾病的一个特点。这可能和昼夜节律的变化有关系，人的情绪容易产生波动。因此，对于精神病患者来说，即使已经好转甚至感觉完全康复，也不要在这个季节减药。还有一些患者长期地反反复复，在春天病情波动加剧，这时用药还应该加量。另外，在春天患者还要避免受到外在因素的刺激，家人和自己应该做好准备应对容易激发情绪的事件，特别是如果睡眠出现了问题，要及时咨询医生来进行纠正。

【睡不好原因多】

门诊情况："我最近一宿一宿睡不着觉，心里特别烦躁。""我一天只睡两个小时，一点也不困，正常情况下该睡几个小时？""我一天睡七八个小时，一直都在做梦。"大多数患者都有睡眠问题。

马辛：很多类型的精神病患者都存在睡眠障碍，但这只是症状，不是根源；也有一些人是单纯的睡眠障碍，所以在治疗方案上都不太一样。比如精神分裂症和抑郁症都有睡不好的症状，但在处理上却不一样，不能乱吃药。对于轻型睡眠障碍，可以睡前喝一些热牛奶，晚上不要看刺激情绪的电视剧，也不要进行激烈运动，尽量早起一点，增加户外运动。如果各种方式都没有效果，且已经影响情绪和日常生活，就应该及时就诊。

【改变思维定式】

门诊情况："我一辈子都谨小慎微。自从 2004 年母亲去世后，我就没缓过来，经常会突然就想不开了，老爱跟自己较劲，比如什么东西丢了，我就会觉得自己特别失败。"一位患者如是说。

马辛：总想不开是老年精神病患者较常见的情况。遇到挫折，他们都会自责很长时间，甚至会一直闷闷不乐。我给这位患者布置了一个作业：每天静下来的时候都回想一下，今天什么事情做得很好，特别有成就感。以此来替换她原有的思维定式，不要再把注意力总集中在失败的事情上。当然有些人的思维定式是一辈子形成的，不可能在短时间内改过来，只要坚持就能改，而且为了晚年生活更加美好，一定要改。

【调药很有讲究】

门诊情况：患者总害怕精神病药物副作用大，症状一减轻就自行减药，感觉康复后不再吃药。还有些人将精神药当速效救心丸，犯病时吃一粒。

马辛：精神疾病要长期服药，就是好了也不能自作主张停药，不然很容易反复。一般来说，重性精神疾病患者第一次得病，症状完全消失后，需要维持用药两年；第二次得病，症状完全消失后，需要维持用药五年，这是最起码的。有一些药物长期使用可能会产生依赖，因此需要在医生指导下用别的药物来替换一下，剂量也可以根据具体情况稍微调整，但总之不能停药。特别是春季，要更加地小心，原本该停药或减药的，在这个时候也不要动，等到了夏天再变。

【记者手记】

"我需要把大脑皮层的兴奋抑制一下。"一位患者提出这样的要求。

"行，就按您说的办。我这次给您开的药正是针对您大脑过于兴奋，可以控制话多、失眠等不适症状。"马辛告诉这位患者。

"您别往窄道上想，您得给我时间，所有的药起作用都没有这么快的。"马辛安慰一位自杀未遂老人，"您这病是能治好的，我给您选的都是最好的药，主药能改善睡眠，有助于消化；另一种起辅助作用，吃了心里就踏实。"

马辛说，给患者开药，首先要从跟他们的对话中弄清楚是什么问题让他们最痛苦，分清楚主次后，选择针对病情最合适的药物，然后还要明确地告诉他们，这个药是治某一症状最好的药，一定要坚持服用。而且，精神病患者都特别敏感，比如有些人看过药品说明书后，产生了不良的心理暗示，不敢吃药了，因此医生要在语言上给他们建立信心，这也有利于药物发挥作用。

原来，马辛开的药不都"躺在"药房里，其实在门诊中她就开始给患者"喂药"了。（余易安）

著名心身医学专家姜凤英：

看病就像哄孩子

✚ 专家简介：姜凤英，北京宣武医院心身疾病会诊中心主任，神经内科主任医师、教授，首都医科大学精神病学系副主任。曾任中华医学会心身医学分会副主任委员，北京医学会心身医学专业委员会主任委员。

✚ 擅长：脑血管病，运动神经元病，心身疾病及神经症（包括抑郁症、惊恐障碍、焦虑症、身躯形式障碍、适应障碍、睡眠障碍等）。

【门诊见闻】

如果不是在医院这个特定的空间里，姜凤英穿着标志性的白大褂，单纯看她慈祥的笑容，听她温柔的声音，会让人误以为这是老师在安慰学生：

"你现在心情好吗？"

"我来帮你好吗？

"咱们先把心气调起来，快乐一点。"

"每个人身上都有负担，很多政要也得病，可照样快快乐乐当领导。有人背20斤东西没事，有人背20斤，心理负担大，先把自己压垮了。"姜凤英对每一个病人都会先进行独特的"话疗"，启发病人配合医生，逐步找到病人的病核。

从早上8点接诊第一名患者到下午2点半门诊结束，姜凤英接待了32名患者，除去脑血管疾病患者、一名脑炎患者、其他神经系统疾病患者外，有心身疾病的患者占到了50%以上，病人无论带着多么沉重的心理压力走进来，第一眼看到的总是她慈祥的笑脸。

一个姑娘在她诊病的间隙闯了进来，姜凤英扶扶眼镜诧异地抬眼看，认出来是一个患者的女儿，患者很久没来诊治了，姜凤英微笑着询问她父亲的近况。

这姑娘开始还只是说："我就是来看看您。"姜凤英注意到她的神色不对，细心询问之下，姑娘终于哭着说自己父亲已经故去了。

姜凤英站起来，默默地拥抱她以示安慰。姑娘趴在她肩头痛哭。她拍拍姑娘的肩膀说："你肯哭给我看说明你对我的信任，我很感激你。"她给姑娘加了个号，"有空的时候过来找我看看，我给你排解忧伤，憋在心里会憋出病来。"

"看病就像哄孩子。"结束门诊的时候她对记者说，"你得温柔，还得让病人信任你。"

记者跟随她一起下楼，连续6个半小时的出诊让她显得有些疲惫，但她的微笑和她银白色的短卷发，仍然让人充满信任和温暖。

"你要是只知道到处看病，却又怀疑大夫开的药不安全，不按时吃，以后不要再来找我了！"敢放这样大话的大夫，真是不多见。北京宣武医院心身疾病会诊中心主任姜凤英就是这样一位"牛人"。她这样说，患者就是爱听，就是信任！尽管姜凤英在门诊中讲解得很清楚，还是有四大方面问题要重申。

【过度关注身体是种病】

门诊现场："我浑身难受，到医院去了好多次，各种检查都做了，可就是查不出病来，我要不要再查查？"病人拿着厚厚的一摞检查片子，焦急地询问。

姜凤英：有些人过分关注自己的身体。这种反复自述躯体有病，但病根却在心理方面的状态，叫作"躯体形式障碍"，是"心"里的病痛以躯体形式表现出来。

这种病的主要来源是压力，一是自己性格要求完美，老跟自己较劲，有事没事就瞎琢磨，另一方面来自于周遭环境的压力。患者一定要从心理上开导，万事平常心，多锻炼，多出出汗，紧张情绪就缓解了。如果严重了可能需要求医治疗。

【娇惯的孩子易得适应障碍】

门诊现场：一个18岁的姑娘跪在地上"呜呜"地哭，三位亲属一边劝慰一边慢慢拉她起来。她挂了13号却非要第一个看，姜凤英协调好，把她请进了诊室。

姜凤英：这个姑娘得了抑郁症，从小家里人就特别宠着她，没有原则的宠爱就造成了她以自我为中心的性格，完全不考虑别人的感受和情绪。考上中专之后，她发现别人不会按照她的想法行事，觉得自己无助，老没有人帮助她，又觉得自己没有用，只能哭闹，以各种形式希望达成自己的目的。

她没有基本的社会适应能力，按号排队这种社会常识她都接受不了，必须实施药物治疗，并辅以心理治疗。

【有了躯体病要先医心病】

门诊现场：三名女性帕金森患者，经过情绪测试，都有程度不一的抑郁症倾向。

姜凤英：长期的慢性病患者非常容易得抑郁症，而心情的不舒畅会反馈给身体，使身体自愈能力降低。另外，一些躯体疾病也能破坏大脑的某些功能，从而引发心理问题，如大脑特定部位的缺血或出血易引起抑郁。其次，有些疾病突然发生并留下后遗症，对患者心理是一个很大的打击，短期内很难接受病残的事实，因而产生抑郁、焦虑情绪。此外，有些药物长期使用也会产生抑郁等副作用。除了患者要警惕情绪问题之外，家人也要注意观察情绪起伏，以便及早治疗。

【抗抑郁药要吃半年以上】

门诊现场：一个 50 岁女士倾诉："我是因为儿子找不到工作愁的。当时大夫说我是抑郁症，给我开了一年的药，可是我觉得我吃了 3 个月就好了，自己就停药了，后来一有不开心，就拿出来吃点儿。安眠药一直没停过。"

姜凤英：把抗抑郁药当成"速效救心丸"来吃，绝对要不得，安眠药也不能吃这么多。抑郁药至少要吃半年，而且要经常复查，由大夫根据病情来判断药量的增减。抑郁症只要经过规范治疗，就能够治愈。有人认为意志薄弱，小心眼才得这病，其实不是。这是因为大脑里神经递质的数量下降了，要给它提升，药物治疗就可以达到这个目的。

【记者手记】

姜凤英说，心身科医生就像翡翠加工师。每个患者都是一块翡翠原石，外面包裹着厚厚而坚硬的石壳，医生只有细心地询问，耐心地探究，才能够准确检测到病核而不伤到病人，这需要经验的总结和技巧的拿捏；这需要精湛的医术、非凡的耐心，才能让患者全心全意地信任和依托。

严厉又温柔，这也是姜凤英给我留下的最深刻的印象。她会在病人不听从医嘱的时候像个严肃的小学班主任："你要是继续这样，以后不要再来找我看病了！"有的患者说："被她骂上两句我还就真的听话了！"姜凤英说："对这种病人一定要严厉再严厉，要批评到他悔改，这也是对病人的另一种负责。"

一个医生，有时候你真的需要能镇得住病人，这是一种气势，也是一种源于专业的自信。没有这种能耐，你就没有办法让患者百分百地信任你，从而把全身心都托付给你，听从医嘱，对自己的身体负责。（杜文明）

北京安定医院副院长李占江教授提醒：

拿不起放不下

✚ 专家简介：李占江，教授、主任医师、博士生导师，北京安定医院副院长，中国心理卫生协会心理治疗与咨询专业委员会委员。

✚ 擅长：焦虑障碍、抑郁障碍等常见精神障碍的诊断、药物治疗和心理治疗。

【门诊见闻】

李占江教授的周五门诊将近结束时进来一对30多岁的年轻情侣。

男子诉说："我患强迫症20多年，时好时坏，压力一大就犯病。"

"你是怎么发现强迫症的？"

"高三时很纠结本子是正着放还是斜着放。正着放写字不舒服，斜着放看着不舒服。我休学了两年。"

"那后来呢？"

"后来我出国了，问题又集中在衣服上，总觉得衣服不是长了就是短了，不是胖了就是瘦了。非常难受，不想考虑还总考虑。我查了很多资料，知道这是强迫症。"

"你去看病了吗？"

"我对医生不是很信任，觉得也治不好，也就没再管它。"

"那你这次怎么想到求助大夫呢？"

"毕业回国后很不适应，什么事都做不好，没兴趣，最近又反反复复地想裤脚长了还是短了。同样一条裤子，昨天觉得它长，今天又觉得它短。反反复复、控制不住地想。"

"你有没有立刻换一条裤子呢？"

"没有。我该穿就穿，只是会反反复复地想，想对抗，却改变不了，很痛苦。"

"假如你现在给自己下命令，不要想今天早上是怎么来医院的，脑子里会出现什么？反而是怎么来医院的吧？所以说强行控制自己的想法或思维活动反而适得其反。你如果控制不住自己，不妨接受它吧。"李占江建议。

"可我还是烦躁，不舒服，不想考虑还要考虑。"男子唠叨着。

"我建议你继续吃药，同时进行心理治疗，推荐你进行认知行为治疗。"李占江说。

男子接受了建议，专业治疗师带着他出去做进一步治疗。

焦虑症患者普遍存在拿不起来、放不下的纠结心理，还伴有各式各样睡眠障碍，有人是入睡难，有人是容易醒，还有人梦特别多、总觉得很累。庆幸的是他们能够主动就医，在精神科大夫的帮助下，接受药物治疗和心理治疗，逐渐摆脱疾病的困扰，重新找到生活的方向，提高生活质量。

【总睡不好：不要刻意追求 8 小时】

门诊见闻：一位由丈夫陪同来的 50 多岁女患者总心烦、担心不好的事情发生，现在最大的问题是睡眠不好。白天尽量不睡，扛不住了小睡一会儿了，夜里就睡不好。以前看报纸可以帮助入睡，现在看报纸也睡不着了。她每天计算睡眠时间。

李占江：这位患者是很典型的焦虑症，伴有睡眠不好。患者主观上认为自己睡得不好，其实睡眠时间的长短和轻重针对个体有着不同的标准，人到中年后睡眠时间相应减少，有时候还会有白天打盹的习惯，到了晚上就更加睡不着了。我了解到这位患者年轻时候睡眠时间就不是很长，容易醒，到了现在的年龄保持 4 ~ 5 小时的睡眠时间也可以，不要刻意追求 8 小时。

【总担心有坏结果：主动矫正不合理想法】

门诊见闻：一位年轻女子常为很多事纠结，还总担心别人不信任她。一件小事纠结一周，下周换另外一件事。她总是控制不住地想，家务事做不了，吃不香，睡不着。

李占江：这位焦虑症患者常常抓住一些事情的某个可能会导致

不良后果的点不放，利用自己的想象力扩大不良后果的结局，增加预感到不利情景出现的形象感，随而产生担忧、紧张、不安、恐惧、不愉快等综合情绪体验。我们目前对她的治疗主要是药物治疗，后期将配合心理治疗。通过让患者认识到自己的想法不合理，并维持正常的生活秩序，有规律地生活，才能不会过多地停留在自己不合理的想象中，从而改善不良情绪。

【总怀疑他人：要学会自我疏导】

门诊见闻：一名男大学生在父母的陪同下就医，他总怀疑女友不忠，和女友在一起不这么想，不在一起时就控制不住地想。最近又反复在想，女友要是再高一些就好了。

李占江：这位大学生的性格里有过于追求完美的特点。父母说他在幼儿园时爱反复开关门、反复洗手。除了接受药物治疗和心理治疗以外，也要学会自我疏导。强迫思维出现的时候，不要强迫自己不去想，否则会焦虑，症状就越不容易克服，而应该顺其自然，带着这个反反复复的想法去做别的事情。自我疏导时要努力抓住自己的个性特点，只有逐步把焦点从克服症状转移到个性特点上，不断自我改造性格，症状才会消失更快，更彻底。

【总觉得生不如死：抑郁加焦虑要长期治疗】

门诊见闻：一位教初中的女老师已经4个月没上班了。自从多次与他人有肢体冲突之后，就开始很悲观，吃不香，睡不好，梦多，总梦见已经过世十几年的父亲。最近头痛得厉害，总觉得自己很没用，经常哭，觉得生不如死。

李占江：这位女患者是抑郁状态和焦虑状态共存。治疗并不能单一依赖药物治疗，同样也要结合心理治疗，解开患者的心结。心理治疗多采用认知行为疗法，该疗法在国际上公认是比较有效的，可以帮助患者正确认识自己的疾病，以及正确认识自己。治疗是一个长期的过程，患者除了在医院接受正规的治疗外，还要学会自我疏导和调节，而不能只依赖医生或者治疗师。

【记者手记】

记者在北京安定医院看到，大多数患者都有亲友陪同。

记者在与家属交流中得知，刚开始都以为患者只是爱闹小脾气，心情郁闷，于是全家人都围着他一个人转，也无法让他开心。直到患者无法上学、无法工作，才不得不带他来看病，一查竟是精神疾病。

记者还了解到，很多精神疾病发病于青少年时期，如果家人和朋友不多加关注，发病时间已经很长，症状已经很重了才来医院治疗，就会错过最佳治疗期，想要达到很好的疗效就变得很困难了，患者的生活适应功能严重受损，给家庭和社会带来很大的负担。

从正常心理到心理问题，再到精神疾患，三者之间并没有明显的界限，这是一条渐行路。而在心理渐渐发生改变的过程中，患者自己往往是不能察觉到的，这就需要家人和朋友多多留意，注意观察他们是否出现了异常的情绪和异常行为，放下面子，及早求助精神科大夫，及时让患者接受正规治疗。（李桂兰）

第 三 章 内 科

- 看病先"相面"
- 久咳不愈病因多
- 治心脏病要做"减法"
- 治癫痫要深挖病根
- 关注心脏要捕风捉影
- 消化系统很有"情绪"
- 和房颤作斗争要耐心
- 治慢性病先要改正不良习惯
- 看病是一场博弈
- 治脑血管病先除焦虑

中华医学会心血管病学分会副主任委员马长生：

看病先"相面"

✚　专家简介：马长生，主任医师，教授，博士生导师。北京安贞医院心内科主任、房颤诊疗中心主任。中华医学会心血管病分会副主任委员兼秘书长，中国医师协会心内科医师分会副会长兼总干事。

✚　擅长：心内科介入治疗，如冠心病介入治疗，心律失常导管消融，瓣膜病球囊扩张。他所领导的房颤治疗课题组已完成了近2000例房颤导管消融治疗手术（导管根治术）。

【门诊见闻】

爱笑、爱聊天，这是马长生给患者的第一印象。

"您从哪里来？" 这几乎是他对每位患者问的第一句话，有时也会直接猜，几乎一猜一个准儿。

"我的患者2/3都是外地的，时间久了，听口音就知道是哪里人。和他们这样一聊，能让彼此放松下来，也好沟通病情了。"马长生解释说。

马长生还有句口头禅，"没事儿，别担心"。配着他招牌式的微笑，真的让人放松不少。"房颤本身并不可怕，可怕的是它的并发症。老百姓对房颤要有正确的认识，该治疗时别犹豫，不该治疗时也别草木皆兵，这不敢吃、那不敢动。"

有个患者不仅过于担心，还"过度"用药了。

"马主任，这是我吃过的药，我都写了下来，您看看，够不够？要不要再开一些？"一位30多岁，从四川来的男性患者递给马长生一张手写单子。

马长生接过来一看，数了数，"呵，有14种呢！这些你都吃过？"

"是啊，一般同时吃三五种吧，这是前前后后所有吃过的药。您看再开点什么药呢？"

"你有房颤几年了？一年犯病几次？"

"一年多了，前后一共犯了三四次吧。"

马长生听完，把手一摆，"你什么药都不用吃。"

看到患者一脸惊讶，马长生解释说，"你现在还不到40岁，也没有高血压、糖尿病，只是低危房颤，不吃药也没有危险。"

而有的患者是该吃药却不吃。一位72岁的患者患房颤多年，伴有高血压，但害怕出血，又嫌抽血化验麻烦，一直不愿吃华法林（一种抗凝血药物，服用需定期抽血化验），有很高的脑卒中风险。

"患了房颤，这药是吃还是不吃，这个道理，得跟老百姓讲清楚。"马长生说。

一个上午时间，马长生一共看了21个患者，八成以上是房颤患者。对这种发作起来让人感觉"心惊肉跳"的最常见的心律失常，他有"一个误区、一个警惕"要特别提示大家。另外，对于很多患者关心的药物和导管消融治疗他也有话要说。

【误区：房颤发作不用害怕】

门诊现场：65岁的王先生最近一个月晚上跑了3次急诊，房颤一发作，就赶紧去看急诊。

马长生：这是很多房颤患者都存在的一个认识误区，有人犯病后，半夜打电话把几个儿女都叫过来，去大医院看病。其实房颤发作不用太害怕，更不用总看急诊。虽然有时犯了房颤很难受，会出现心惊肉跳、心慌气短、头晕乏力等症状，但是一次发作不会要命也没有危险，一般发作一段时间就会缓解。如果超过 24 小时还不缓解就需要去医院，考虑进行电复律治疗。大可不必半夜去看急诊。

【警惕：最大危害是脑卒中】

门诊现场：71 岁的姚先生虽然患了房颤，但是症状很轻微，甚至没什么感觉，一直没当回事，华法林想起来就吃，想不起来就不吃。

马长生：房颤最大的危害是心脏内容易形成血栓，这个血栓一旦脱落，沿着动脉跑到大脑中，就会发生脑动脉栓塞导致脑卒中，从而引起偏瘫。有些老年患者患慢性房颤虽然没有明显症状，但是潜在的危险就是脑中风。在偏瘫的患者中，5 个里面就有 1 个是由房颤引起的。因此，需要吃华法林抗凝治疗的患者，一定要坚持服药，可以有效减少中风的风险。

【吃药：发作频繁才考虑】

门诊现场：68 岁的高女士患房颤 3 年多，每个月发作一两次，看了多家医院，医生给她开的抗心律失常药有很多种，她无从选择。

马长生：抗心律失常药确实可减少房颤发作频率，但有很多副作用。像高女士和前面提到的累计吃 14 种药物的患者非常常见。房颤患者很少需要吃抗心律失常药，比如一个月才发作一次房颤，你吃了 30 天药，就能预防一次发作，得不偿失。不如这一次发作后忍着，必要时就诊，那么另外 29 天或 30 天就没事了。抗心律失常药物适用于发病很频繁的房颤患者。

【消融：比支架手术更安全】

门诊现场：65 岁的王先生最近考虑是否做房颤导管射频消融术，因为房颤发作频率越来越高，症状也越来越重。

马长生：房颤导管射频消融术是目前治疗房颤最理想的非药物治疗方法，创伤小、术后恢复快，如果治愈不用再服用抗心律失常药物。但并不是所有的房颤患者都推荐做这项手术，因为毕竟有一定的危险，国际上统计，导管消融治疗房颤 1 万人中有 15 人死亡，但是这个死亡率是只安装支架的 1/30。一般来讲，房颤发作频繁，感觉比较难受，影响到生活质量可以考虑进行射频消融治疗。

【记者手记】

马长生有两句话问得频率最高，除了"您从哪里来？"就是"您是做什么工作的？"

马长生笑称，患者走进来，看一眼，听一句，问一下，就能大致了解患者的经济状况、文化程度等，再结合他（她）从事的工作，就可以考虑选择什么样的语言方式讲解病情了。

一位来自武汉的 68 岁房颤患者，马长生听了她的讲述，回答很简单："还是手术吧。"之所以如此简单干脆，是因为患者退休前是一位护士长，对房颤很了解，只是一直拿不准做还是不做导管射频消融手术。马长生仅用了不到 10 分钟就给她看完了病。

马长生对一位来自黑龙江的 72 岁退休工人，可是毫不吝言，从"房颤究竟有什么危害？吃阿司匹林预防管不管用？吃了华法林多长时间要复查？药物和手术究竟哪个好？"直到"平时能不能锻炼？出去旅游会不会有危险？"各个问题都有问必答，耐心解释，用了将近半个小时。

一个上午的门诊看下来，虽然每位患者的接诊时间有长有短，但大家对马长生这种"个性化服务"都挺满意。（李凯菲 赵晴晴）

北大医院副院长、呼吸病专家李海潮：

久咳不愈病因多

✚ 专家简介：李海潮，北大医院副院长、呼吸内科主任医师。中华医学会北京分会呼吸专业委员会委员，中华医学会内科学会青年委员会副主任委员，中华医学会呼吸分会青年委员会副主任委员。

✚ 擅长：间质性肺病、肺血管炎等。

【门诊见闻】

上午8点一开诊，李海潮教授亲自到诊室外叫号，一位中年男子一落座便叹了一口气。

"哪里不好了？"

"自从楼上有三家养鸽子，我就觉得不舒服，痰多。最近憋气越来越严重，药也吃了不少。我老觉得憋得慌，怀疑是鸽子毛过敏。"

"您现在走路时觉得气够用吗？"

"还可以。"

"那什么时候感到不够用了呢？"

"就是坐着待着就喘不上气来了。"

"您吸烟吗？"

"以前吸，已经戒了十年了。"

"最近查过肺功能吗？"

中年男子拿出片子和检测结果，李海潮仔细地看过片子后微微一笑，说："您没什么大毛病，就是有点受心理因素影响。"中年男子面露疑惑。

李海潮凑过身耐心地说："养鸽子对某些人确实不好，比如过敏性肺炎就会喘，胸片或CT往往不正常。您现在不能诊断哮喘，因为普通肺功能正常，激发试验是阴性。您也不是过敏性肺炎，因为片子没问题。所以憋气和鸽子没直接关系。别担心了，觉得难受，窗户一关就没事了。没事躺在床上可以练一下腹式呼吸，就是吸气的时候肚子鼓起来，帮助您习惯用膈肌来喘气。"

男子一听没事，还送他一个健身小窍门，紧锁的眉头舒展了，轻松地说："没错！我高兴时就不憋气。"

"哈哈，这就对了，我有句话送给您，不要用别人的错误惩罚自己。不生气是关键。"

李海潮在出诊间隙告诉记者，有一些患者是心理因素，加上一些环境影响，出现上述情况。这需要仔细问诊，排除器质性疾病，再找到心结，慢慢地舒缓他们的心情。

咳嗽，憋喘，气短，这些字眼是在呼吸科门诊最常听到的，而从这些不同的咳喘中揪出疾病的主谋，实在是个技术活。所以，在呼吸科就诊一定要把症状描述明白，长长的话慢慢地说。

【上气道咳嗽综合征：鼻子不适殃及呼吸道】

门诊现场：五位患者感冒发烧后总是咳嗽不止，有人咳嗽持续两个多月，有人伴有鼻塞、鼻腔分泌物增加。频繁清嗓、感觉嗓子痒又咳不尽。

李海潮：咳嗽和鼻子有关，因为鼻涕有时候向前流有时候向后流，严重的时候鼻窦感染可以有黄鼻涕，流到嗓子再刺激病人咳出来，以为是黄痰。这时候需要吃消炎药。这类疾病叫作上气道咳嗽综合征，咳嗽症状可以持续两个月以上。就是鼻子的炎症会引起嗓子的症状。

有些患者咽后壁出现像鹅卵石样的改变。这种情况下，把鼻子的症状控制住，咳嗽也会得到控制。一般先用泰诺，减轻鼻塞和控制鼻子分泌物、止咳。咳嗽持续这么长时间往往有过敏因素，可加服顺尔宁。还要看耳鼻喉科，解决源头问题。

【心功能不全：有可能引起憋气】

门诊现场：一些中老年患者，来到门诊就说自己喘，经常出现憋气，尤其是晚上睡觉的时候，但是一坐起后就减轻了。

李海潮：中老年人的糖尿病、高血压、冠心病发病率都比较高，所以老年人容易发生心功能不全，而心功能不全会出现憋气的症状。特别是晚上睡觉的时候憋气或者咳嗽，但是一坐起来后咳嗽就减轻了。因为出现的症状是咳嗽或者憋气，患者误认为是哮喘或者支气管炎，就在呼吸科就诊。

所以，先要明确病史，有没有吸烟史、支气管炎病史或哮喘，咳嗽憋气的发作时间和症状，如果以前没有这些病史，只是最近出现喘憋，且经常在晚上出现，一坐起来症状就明显改善。这就要好好检测一下心脏，看看有没有心脏的问题。

【慢阻肺：早期诊断非常重要】

门诊现场：很多老病号年龄较大，病龄比较长，走两步就气喘，气短咳嗽还出现喘憋的症状。

李海潮：这些老病号多是慢阻肺。我们常说的慢性支气管炎和肺气肿，大部分属于慢阻肺。这里要提示的是，在冬春季节，因为气候干燥寒冷，气管炎发病会增多，如果身体免疫力较低，加上气温变化较大，就会诱发呼吸道感染，出现气管炎的症状。

有吸烟病史，或年龄大于 40 岁的病人，如果出现反复咳嗽、咳痰、呼吸困难，就要注意是不是慢阻肺了。肺有较大的代偿功能，早期慢阻肺往往比较隐匿，但是会出现运动后气促或者呼吸困难，并且逐步加重。如果出现反复发作的咳嗽，最好做一些基本的检查，肺功能检查是判断慢阻肺金标准。

【胃食管反流：可导致慢性咳嗽】

门诊现场：门诊中有这样的患者，慢性咳嗽持续了两个月以上，同时有肠胃不好，总是觉得胃胀反酸烧心。

李海潮：门诊中常见的慢性咳嗽，主要有以下几个诱因，一是由感冒引起，还有上面提到的上气道咳嗽综合征，以及哮喘或胃食管反流引起。像这类伴有反酸、烧心等症状的慢性咳嗽、慢性咽喉痛患者，多数与胃食管反流病有关。反流时，胃酸刺激食管可以引发咳嗽，同时，频繁咳嗽也会加重反流。

所以，对慢性咳嗽患者要询问与胃食管反流有关的症状，如有无"反酸、烧心"等，如果有类似的症状也可提示其慢性咳嗽的病因，并需要到消化内科检查治疗。对于反流患者，像奥美拉唑一类的药物效果常常很好。

【记者手记】

李海潮教授对于呼吸疾病的患者，就诊时许多表现为咳嗽、憋气，他对于每位病人的细致问诊指导就像一股股清泉流过心田。长长的话慢慢地说，对于病情不要心里着急，给患者足够的信心和支持。在客观分析透病情后，李海潮总会习惯性地鼓励患者："没问题。等您病好了告诉我啊。"

在问询病情时，李海潮像一位侦探，在貌似千篇一律的咳嗽、气喘这些症状中，一步步截获信息，准确地诊断分析。

对于一些反复就医、满脑子错误认识的患者，他也会纠正他们对病症的错误理解，引导患者说出自己的症状表现。对于他们的回应，李海潮一一解释、纠正，体现出诊断医生的主导作用，教患者如何表达病情。对于不坚持吃药的患者，也会比较严厉，让他们尽量相信医生。整个就诊过程，让患者感到轻松、自如，这也许就是一个好大夫的魅力所在吧。（任 霞）

中华医学会心血管病学分会主任委员胡大一教授：

治心脏病要做"减法"

✚ 　专家简介：胡大一，中华医学会心血管病分会前任主任委员，中国生物医学工程学会心脏起搏与电生理分会主任委员，中华医学会北京心血管病分会主任委员。

✚ 　擅长：冠心病和心律失常的药物及介入治疗，高血压、心律失常诊断与射频消融。

【门诊见闻】

从早上8点到中午12点半，一个上午，胡大一教授坚持看了29名患者，大部分是从各地慕名而来。

"我这高血压快10年了，去了好多家医院，吃了不下十几种药，可就是降不下来，您是大专家，您说我该怎么办呀？""我已经放了四个支架，现在医生又要我做心脏搭桥，我真是走投无路了，您要救救我啊！"诸如此类的问题不绝于耳。

其中一位84岁的老人给记者留下了深刻印象。这位老人一直是心跳过缓，在家人的陪伴下遍访全国多位知名专家，甚至去美国知名医院进行了全方位检查，可就是解决不了这个问题。

"您老伴呢？"胡大一关切地问道。"老伴前年'走'了……"说到这里，老人低下头伤心地流下了眼泪，一度情绪失控。胡大一安慰患者："别太难过，您看儿女们都陪着您，多幸福啊！"随后又问，"您心里不舒服是从什么时候开始的？""就是从去年开始的。"老人擦了擦泪水答道。

胡大一点点头，安慰道："您放心吧，没什么大事，也不用吃药。"老人将信将疑。胡大一坚定地说："您就是因为老伴去世太伤'心'了，平时多和儿女们聊聊天病就好啦。"同时叮嘱老人的家属，"今后一定要多抽时间陪陪老人，她这是典型的情绪波动导致的躯体不适，心理疏导是关键。"

记者发现，在为这位患者开完药后，胡大一教授还会增加一个程序——让患者填一份调查问卷。问卷涉及身体状况、所患疾病、生活习惯以及就诊时间等。"别小看这样一个调查表，这样我就可以对每个患者的情况了如指掌，做到心中有数了。"胡大一笑着对记者说。

目前我国高血压、冠心病等心脏疾病患者迅速增长，面对病因复杂、乱象丛生的情况，胡大一教授认为，治心脏病不能只一味地吃药和做手术，关键要学会为患者做"减法"。

【学会辨别惊恐障碍】

门诊现场：一位中年女性眉头紧锁、手捂胸口，拿着厚厚一沓化验单哭诉道："我的血脂不高、血压也正常，就是心慌、喘不上来气，要躺下休息很久才能缓过来，就是查不出病因。"

胡大一：这类患者实际上是惊恐障碍等心理问题导致的躯体不适，但由于其往往有心慌、心悸等与冠心病、心绞痛相类似的症状，因此很容易被误诊。

典型的冠心病具有发病的基础背景，即"三高"或是有吸烟和大量饮酒的不良生活方式。发作时无明显诱因。发作时间往往只持续 5 ~ 10 分钟。与之相反，由心理问题导致的心慌、心悸，往往无"三高"背景，发病时往往有情绪激动、发怒等明显诱因，发作时间长达半小时甚至数小时，故应当及时看心理科或精神科。

【心脏支架非万能药】

门诊现场：一位中年男性焦急地问："体检后医生说我的血管堵了，要放支架，您给我作个判断，到底该不该放支架？"

胡大一：放置支架可以很好地避免心肌梗死以及卒中等高致死率的疾病，但并不是所有血管出现堵塞都需要通过放支架来进行介入治疗。人体的血管就好比一棵树，主动脉就是树干，在树干两侧还长有很多旁枝末节，如果堵塞的仅仅是这些"旁枝末节"，且堵塞程度并不严重，那么则提倡首选药物以及通过改变生活方式来进行治疗。

很多患者觉得放了支架就万事大吉了，又恢复了不良的生活方式，结果血管再次堵塞，甚至发生猝死。对于很多放了支架的患者，在坚持服药治疗的同时，绝不可放松对良好的生活方式的坚持。

【多数早搏无需治疗】

门诊见闻：一名 20 岁左右的小伙子面带难色地对胡大一说："我高中时就被查出有早搏，一直不敢参加体育活动，生怕出事。现在面临毕业找工作，您能给我把这病根治了吗？"

胡大一：事实上，早搏并不是一种独立病，它往往与情绪有着密切关系。很多人一旦被查出有早搏，就缩手缩脚，不敢锻炼，生怕心脏出问题。其实，这样的过度关注，反而会加重病情。

现在很多广告都夸大了早搏的危害，实际上大部分早搏并不需要特别的用药治疗。早搏不可怕，患者只要避免情绪过分激动、神经紧张、疲劳，注意养成良好的生活方式，不吸烟、不过量饮酒或喝浓茶，是完全可以像正常人一样生活、参加体育锻炼的。

【刚刚确诊谨慎服药】

门诊见闻：一位七旬老人拿着一个塑料袋，里面装满了各类治疗心血管病的药，愁眉不展地说："胡教授，我每天要吃8种药，您看能减减药吗？"

胡大一：由于很多心脏病患者同时还是"三高"人群，每天要吃各类药。一日三次，一次一大把，像吃饭一样，其实完全没有这个必要。一方面是因为现在很多治疗心脏病的药都采用复方的形式。简单说，就是把几种药合并在一起，在不影响患者治疗效果的情况下减轻了患者服药的负担。

另一方面，对于很多刚刚查出高血脂和高血压的患者，不必急于用药物治疗，可以首先选择运动、饮食等辅助方式，通过"绿色疗法"在疾病早期进行干预。从临床上看，其中一部分是可以避免药物治疗的。

【记者手记】

记者最深的感触是，胡大一教授喜欢在治疗方面为患者做"减法"。按照他的说法，就是"能不吃药就不吃，能不住院就不住，能不放支架就不放。"目前我国已经进入老龄化，随之而来的是高血压、冠心病等心脏疾病患者的迅速增长，可治疗上却缺乏针对性。

"虽然都是冠心病，但各有不同，每个人的病情、体质都不一样，可有些医院，患者一说胸口闷，就让做冠状动脉造影；血管稍微有些堵，就让放支架，有时候没这个必要。"胡大一强调说。

此外，很多"心脏病患者"并不是器质性改变造成的，而是由心理问题所引起的躯体表现，往往吃了很多药却没有效果，一下子很难作出准确的判断。面对这样的患者，胡大一总是非常仔细认真地询问患者的发病情况，就像家人一样，问长问短，"只有这样，才能发现真正致病'元凶'。"胡教授对记者解释说。

结束了一个上午的门诊，胡大一略显疲惫，但他仍然对记者强调说，要告诉广大患者，很多心脏病实际是"生活方式病"，因此首要的是从改变不良生活方式做起，不要轻易放支架、做搭桥。（张磊）

北京宣武医院癫痫中心首席专家王玉平教授：

治癫痫要深挖病根

✚ 专家简介：王玉平，北京宣武医院癫痫治疗中心主任、神经内科主任医师、教授、博士生导师。中华医学会心身医学分会常务委员，中华医学会神经病学分会肌电图与临床神经电生理学组副组长、睡眠障碍学组副组长、脑电图与癫痫学组委员。参与创建了国内首家综合治疗癫痫治疗中心。

✚ 擅长：癫痫病、不自主运动、睡眠障碍。

【门诊见闻】

门诊还没有正式开始，王玉平教授就提前到了。

第一位患者是个十几岁的女中学生，是由父母陪同的。刚进门，父亲就上前来握住王玉平的手，说："谢谢您，孩子现在好多了！"

王玉平也开心地笑了，赶紧问："孩子最近一次发作是什么时候？"

"半年没有发作了，只是晚上睡着了手偶尔会抽搐。"家长答道。

"大概多长时间抽一次呢？"王玉平一边看片子，一边问道。

"基本上一个月抽一次。"孩子父亲答道。

"你还记得你刚发病时什么样吗？"王玉平转身问这个女中学生。

"不记得了，听我妈说发作的时候眼睛上翻、口吐白沫。"女孩低着头，左手拽着自己的右手，看着脚尖答道。

"那现在呢？"

"在别人家睡不着觉，只在自己家睡得着。"

"这没事！"王玉平笑了，"自然是在自己家睡得舒服呀。"

随后王玉平又对家长说："如果正规地吃药，病情控制得很好，就没有问题。如果正规地吃药，病情控制不好，换药物后还是不能控制病情，就要考虑手术治疗了。"

女孩的母亲忙问："那吃的、喝的还有什么要注意的吗？"

"酒、咖啡、可乐不能喝，吃药时要先看说明书，带'西林'俩字的药物，以及成分里含有咖啡因、麻黄碱的感冒药或咳嗽药可诱发癫痫发作，不能吃。"患者全家满意地离开了诊室。

送走了这家人，王玉平详细地介绍：不是每个癫痫患者都可以通过药物治好的，20%～30%是治不好的，如果癫痫灶在局部，且不在重要的功能区域，手术切除后不会影响患者的生存质量。如果不想手术，就可以维持现状，尽可能减少发作的次数。

王玉平提醒，癫痫病的治疗须在医生指导下持续系统地调整和服用抗癫痫药物，才能避免疾病发作给大脑和整个机体带来的损伤，而患者往往症状稍有缓解便自行停药，或频繁更换抗癫痫药物，导致病程延长，发作更加频繁，疾病难以控制。

【是否遗传要看三代】

门诊现场：一位 28 岁女患者，9 岁时第一次癫痫发作，当时是夏天，家人以为她是中暑了。第二次犯病是 16 岁，抽搐得厉害，大小便失禁，才去就医，确诊癫痫。想咨询癫痫患者能不能生孩子。

王玉平：癫痫患者能不能生个健康的孩子，要看上三代、下三代的亲戚里有没有癫痫患者。如果没有，就不要过于担心。一般来讲，多数患者生的孩子还是健康的。

还有些女患者担心吃药会对胎儿造成不良影响。不吃药的话，生出来的孩子也有可能是畸形；而吃药与不吃药的致畸率差不多，也就 2% ~ 3%。一般男性患者吃药对孩子的影响不大。建议女患者在怀孕前做一个脑电图，那样就会方便怀孕期间做复查进行对比，以便知道病情是否有变化。

【重度缺氧可致癫痫】

门诊现场：一个 7 岁男孩是由父母带着看病的。家长说孩子刚出生时可能缺氧，两个月时嘴角就有点跳动，做了高压氧舱也没见好。现在一直吃药，也控制不好。每天晚上睡觉时都会发作 3 ~ 4 次，多的时候有 6 ~ 7 次。生活不能自理，不会说话。

王玉平：具体是什么样类型的癫痫还要做个脑电图检查一下，才能再进一步地对症治疗。对于新生儿缺氧诱发的癫痫在新生儿中十分常见，而且危害严重。因此，一定要做好预防措施，患儿常在出生后三天内出现一系列脑功能障碍，表现如烦躁不安、嗜睡、吐奶或尖叫、抽搐等症状。

新生儿轻度缺氧预后良好，病情危重者病死率高，幸存者可遗留各种神经系统后遗症，如脑瘫、癫痫等。

【抽搐或是心理问题】

门诊现场：一名16岁女孩由家人带来看病，发病原因是由于恋爱问题，和家人闹翻。最近半年没有吃药也没有再发过病。目前左脚的前脚掌和脚趾头疼，一碰就疼。

王玉平：这位患者是心因性非癫痫发作，是精神因素造成的。

心因性发作并不是故意表现出来的，患者通常不能意识到自己的发作是非痫性的，所以，如果发病前有突发事件，带患者就医时，家属要告诉大夫。约20%的难治性癫痫为心因性发作，约1/3延长的心因性发作(假性发作持续状态)患者曾按癫痫持续状态接受治疗。发作期视频脑电监测成为诊断心因性发作的金标准。无论是心因性发作，还是癫痫发作，都对患者的生活质量有所影响，因此要到专业的医院进行诊断。

【控制症状改善记忆】

门诊现场：一位25岁男癫痫患者治疗后，三个半月没有发作了。他母亲说，他嗜睡，站着都可以睡着。记忆力差。认知也有问题，十句话就能听错六句。

王玉平：癫痫病对高级神经机能损害作用较大，尤其可致智力障碍。如果频繁发作，特别是大发作可导致脑组织缺氧，可能会导致记忆力减退，同时如果是颞叶癫痫也可能会出现记忆力减退。

要了解患者的病情状况，除了发作时能知道，就是脑电图检查了。患者在治疗期间不要自己随便就增药、减药或者漏药。家属和患者都要记时间，以便较好地控制病情，一般是早上一次、晚上一次，保证血药浓度。如果口服丙戊酸钠、卡马西平、苯妥英钠等药物要经常监测血药浓度。

【记者手记】

王玉平的患者绝大多数都是病情异常复杂的疑难病人，他总是不厌其烦地仔细地询问病情，精心地分析、归纳、判断，并通过缜密的观察诊断，制订最理想的治疗方案。一旦经他确诊，治疗效果大多非常理想。

一个江西小患者曾被诊断为癫痫，两年间花了30万元都没有控制住病情发展。当地医生把录像发给王玉平。王玉平初步判断，这个孩子不像是癫痫，就邀请家长带孩子来京就医，亲自安排到北京宣武医院住院。亲自给他做了发病期的视频录像脑电图检查，却没有发现明显的脑电图改变，通过对孩子发病时的细心观察，王玉平看出了破绽，他断定孩子没有病。孩子终于向家长承认，是他不想上学而装的病。

王玉平临床科研两手抓，他的同事介绍：王玉平在全国首次将无创性脑刺激技术应用于癫痫治疗，这一技术目前已成为我国癫痫治疗的主流方法之一，总体效果明显，有的患者甚至不再发作。他还与功能神经科联合开展了国内第一例利用颅内埋电极对病灶进行定位的手术，这已成为宣武医院手术治疗癫痫的常规诊断模式。（李桂兰）

中华医学会心血管病学分会候任主任委员霍勇教授：

关注心脏要捕风捉影

➕ 专家简介：霍勇，主任医师、教授、博士生导师。北京
大学第一医院心血管内科及心脏中心主任，中华医学会心血管
病学分会主任委员，中国医师协会心血管内科医师分会会长。

➕ 擅长：心血管疑难重症的诊治、冠心病介入治疗，连续
多年个人冠脉介入例数及总例数居全国前列。

【门诊见闻】

霍勇教授每周二上午的专家门诊，就看 15 个病人。他问诊很细，
每开出一张单子，都会作出解释。医患沟通，很是畅通。

门诊现场，既有衣帽光鲜的中年人，也有衣衫褴褛的老年人；
既有大腹便便的胖人，也有身材苗条的瘦人。

每进来一位患者，霍勇都会礼貌招呼"请坐"，继而问道："您
哪里不舒服，请讲。"

患者中，有近一半是复诊病人，剩下的一半大多有既往病史或
其他疾病，只有一位是农民打扮，看着很结实，却被诊断为冠心病。

老人说，自己"以前干活利索着呢"，就是最近这五六个月一
活动，就胸痛、后背痛，停下来就好。

霍勇继续询问："以前有没有过别的病？晚上睡觉心脏痛不痛？
腿肿不肿？"陪同老人的侄子赶紧回答："我们全家都放过支架。"

症状明显，有家族史，霍勇怀疑，老人的心血管肯定已经出现了狭窄。在给老人开具了心电图和超声心动图检查，并查看了检查结果之后，冠心病的怀疑基本得到了确认。

霍勇问："您家里有那么多心脏病患者，自己应该意识到心脏不适大概是什么情况，怎么会犯病半年才想起就医呢？"老人说："我以为活动活动就能好。"

霍勇说，我们常说冠心病的高危风险包括年龄、家族史、吸烟、血脂异常、高血压、超重和血糖异常。这位老人不抽烟、老活动，血糖血脂都正常，一点都不胖，高危风险确实少，但冠心病的发作似乎并不受高危风险多少的影响。通过这位老人的发病经历提醒公众：任何一项高危风险都应该警惕，出现明显的症状，更应及早就医。

在心内科门诊待一上午，男女老少、富商老农、胖人瘦人，就都能见到了。患病人群覆盖面如此之大，难怪心脑血管疾病一直高居我国居民非传染病死因榜首位置。预防心血管疾病，还是那几句老话：戒烟限酒，多运动，避免过胖或过瘦，出现症状，要请大夫"捕风捉影"，早诊早治。

【不典型症状：后背痛可能是心脏病】

门诊见闻：一位来看病的老太太，病情很特别，她对霍教授说："都说心绞痛嘛，我心脏不痛啊。"这一年多了，她的主要问题是，一活动，后背就疼，偶尔躺下的时候，还会有胸勒感。

霍勇：尽管冠心病的典型症状是胸痛、胸闷，但也有一些症状，不一定出现在心脏上。一旦心脏出现问题，受心脏供血以及血液循环影响，还可能出现腿肿、牙疼、上腹疼、后背疼等非典型症状。门诊中，还有一位患者，心脏一犯病就牙疼，起初以为是牙的毛病，结果把牙拔掉了还是疼。

因此，建议有心脏不适，并伴有以上非典型症状的患者，尽早到心内科做做检查，明确是否患有冠心病。

【检查：病情不同检查也不同】

门诊见闻：一上午，霍教授开出的检查单子并不多，但却各有不同，给后背疼的老太太，开的是同位素运动实验；给运动后就胸痛的廊坊老人，开的是心电图。

霍勇：冠心病检查一般有心电图、同位素运动实验、CT和造影。该做哪一项检查，与患者的病情密切相关，基本的原则是，轻症做简单检查，重症才需复杂检查。

心电图检查是基础，医生据此看出很多心脏的基础问题。同位素运动实验主要测心肌供血状况，CT能观察血管是否有狭窄，两者的关系就好比是，前者查稻田灌溉所需的水流状况，后者检测引水的水渠状况。造影则能更精确地发现狭窄的程度和位置。

【换药：吃药要抓大放小】

门诊见闻：因为担心他汀类药物对肝不好，门诊中，一位中年女士在心脏有斑块的情况下，依然拒绝更换药品。旁边患者都帮助大夫开导她："吃药要抓主要矛盾，我都吃十年了，没事。"

霍勇：这位患者如果更换强效一点的药，利要百倍于弊。

用药存在两个误区，一是不听，二是盲从。前者表现为要么觉得药的副作用大，不敢吃；要么认为医生开药别有用心，不用药，导致病情恶化。盲从者多见于多种疾病患者，严格遵守不同医生的用药建议，一次得吃十几种（有些药甚至功效相冲突）。正确的做法是将医生的处方与自己实际情况相结合，多反馈，多沟通，找到最佳用药方案。

【饮食与运动处方：饮食运动要遵医嘱】

门诊见闻：一位做过心脏支架的老太太，因为担心游泳后导致血管收缩引发意外，放弃了自己常常游泳的习惯，改为天天散步，却不知为何，一动就出大汗。

霍勇：游泳其实适合冠心病患者，它在增强体力、改善代谢，对缓解上述患者的血管痉挛症状方面，效果要好于其他运动。但上述老太太的顾虑也是有道理的，血管遇冷确实容易收缩，从而可能引发意外。

因此，建议在露天游泳池或温泉内游，这样水温不至太低。下水之前，先用脚试探一下，如果感觉水凉得厉害就别下去了。此外，病情不稳定的患者，最好不要老运动，病情相对稳定的，可以适当运动。

【记者手记】

也许是习惯了快餐式、指令式问诊，随霍勇教授出诊，听到他细细询问每一位患者病情、慢慢解释每一个处方的意义，倒有点不适应起来。

心血管病属于慢性病、生活方式病，霍勇认为，治疗的效果，一半取决于医生，一半取决于患者。"治病是一个科学的过程，医生无非是了解的比患者更多更全面一些。医生有责任去向患者解释病情，也要尊重患者的治疗需求。患者应该有主见，向医生反馈自己的治疗情况，医患相配合，才能找到最佳的治疗方案。"

正因为有这样的观念，门诊中，患者才可能听到霍勇这样的解释："我们也不希望老做CT，但你这个CT是为癌症诊断做的，不是针对心脏的，确实看不出来"；才有可能听到他这样的建议："不然，你住院直接做造影吧，因为你的症状很严重，而且诊断明确，直接做造影，CT的射线吃得能少一些"。

类似的话，一上午有好多。不仅开具处方，还解释处方；不是单向行医，而是双向沟通，共战疾病，这或许是每一位患者对医生的渴望。满足这样的渴望，医生既需要时间，更需要医德。（余易安）

北京协和医院消化内科主任钱家鸣：

消化系统很有"情绪"

✚ 专家简介：钱家鸣，北京协和医院消化内科主任、主任医师、教授、博士生导师，中华医学会消化分会副主任委员。

✚ 擅长：炎症性肠病（溃疡性结肠炎、克罗恩病）、胰腺癌、胰腺炎、肠易激综合征等疑难杂症。

【门诊见闻】

周三下午，协和东院，30位随访病人，钱家鸣看了五个小时，一下午滴水未进。

最后一位女患者是加号，钱家鸣一边翻看病历，一边问："您最近怎么样？"

病例显示患者57岁，患溃疡性结肠炎，2010年10月来看病时，建议做结肠镜检查，她没做也没复诊。

钱家鸣问道："您怎么没做结肠镜检查呢？"

女患者吞吞吐吐。

"您最近有什么不舒服吗？"

"没有，挺好的。"

"那您要做什么呢？"

"就是想开些药。我一直吃药，吃了就不犯病，一停就犯病。"

"您吃药已经超过一年了，身体也没什么不舒服，按理说该拍个结肠镜，如果显示肠道愈合得不错，可以减药或停药；如果还是不太好，就得考虑调药。老这么吃下去，吃出副作用怎么办？"

病人再次沉默了。

钱家鸣问："给您再开个结肠镜检查，查了再开药，行吗？"

"我害怕，不敢做。"

"让家人陪着您一块儿来做呢？"

"老伴腿摔了。"

"孩子呢？"

"孩子们都忙。"

钱家鸣只能再次给病人出主意：不然等您家人有空的时候，您再过来找我，咱们先把检查做了？

又是几秒钟的沉默，病人说："大夫，我不想做检查。"

……

已近晚七点，门诊外的楼道空荡寂静，诊室里，就剩下倔强的病人和疲惫的大夫。

钱家鸣说，这样的病人，她几乎每次出诊都能碰见。

钱家鸣教授说，消化系统在人体内的路径很长，除了食管、胃、肠外，还有参与消化的器官如肝、胆、胰腺等。便秘、腹泻、腹痛，这些消化系统常见的症状，轻时也许一天就能缓解，重了却会扰人一辈子。

【焦虑抑郁加重病情】

门诊见闻：30 个问诊病人，29 个都是 60 岁以下的，最小的16 岁。

钱家鸣：我接触的最小的患者，才 1 岁半。消化系统疾病年轻化趋势确实比较明显，一方面与年轻人压力大有关，另一方面受饮食西方化的影响。

年轻人生活工作压力大，对健康关注程度也很高，出现不适后，由于过于的紧张和焦虑，本来可能是轻症或其他疾病的，却变成了消化道疾病。另外，过去吃不饱、穿不暖，消化道不闹事，现在从孩子开始，西方式饮食，高油高脂，反而易伤消化道。炎症性肠病在西方多属于常见病，这些年中国患病人数在增加。数据显示，中国人慢性胃炎发病率高达 60%，10% 的人一生中都得过溃疡病，人群中便秘的患病率高达 27%，炎症性肠病正在逼近常见病 20% 的发病率。

【炎性肠病就怕绝望】

门诊见闻：一半以上的病人患炎症性肠病，一位 50 岁溃疡性结肠炎女患者好久没犯病，最近又便血了，痛苦之下，问医生："我是不是该准备一下（后事）啊？"

钱家鸣：这位患者有非常明确的焦虑和抑郁症状，要学会调整心态，摆脱绝望心情。一位病人从小就得病，第二次术后家人准备放弃了，他恳求做第三次手术，到现在都维持三年了。他的心态很好，还总是笑嘻嘻的。

炎症性肠病包括溃疡性结肠炎、克罗恩病（一种胃肠道的慢性、反复发作性和非特异性的全肠壁炎）和未定型结肠炎。炎症性肠病属于慢性疾病，需要终身关照，管理好了活 40 年都没有问题。一方面，医生多给他们一些鼓励，慢慢地让他学会面对现实；另一方面，病人自己的心态也很重要。

【听大夫话病控制好】

门诊见闻：一位 48 岁的男性克罗恩病患者，几年来指标控制得都很不错。他说："我可能忘了吃饭，但不会忘了吃药。"

钱家鸣：大多数遵医嘱的病人，病情控制得就相对好一些。国外做过研究，认为炎症性肠病，药物剂量大的要比剂量小的效果好。大剂量药物，难免会有副作用，有些病人，觉得症状减轻了就迫不及待地想要或是擅自减药停药；实际上，炎症性肠道病经治疗后症状缓解往往先于黏膜愈合，看到症状减轻了就停药，往往容易导致短期内疾病复发。

此外，用药时间长短也与疗效有关，国外的经验是，在一年内停药，复发率达到 70%，第二年后再停药复发率就会降低。一般治疗一年多后，能否停药，还要取决于结肠镜的检查。

【预防复发要作总结】

门诊见闻：一位 71 岁的炎症性肠道病患者，最近因为单位体检，做了指检，就又犯病了。他很疑惑，药都在吃，为什么每次突然就犯病了。

钱家鸣：消化疾病和有些病不一样，不是吃药就能控制好，与周围环境有很大关系，比如生活压力、饮食情况、气温高低等。外界影响因素太多了，有可能防不胜防。

患者要学会尽量去控制，遇到烦心事了，尽量想开点；在饮食上，通常来说，生的、冷的、硬的、刺激性的食物要回避，海鲜和奶制品也要慎食，个别的人，也可能对不同的食物敏感，自己要摸索出规律来；进到空调房里，尽量多穿件衣服，避免着凉，也是防止疾病发作的办法之一。总之，因外部环境刺激导致的犯病，一定要学会总结，尽量去规避。

【记者手记】

钱家鸣说："我有一个病人，小女孩，患克罗恩病，本来学习很好，但是高考没考好，病就加重了，我把她收住院没多久，她就跳楼自杀了。"

患者所患疾病本身的痛苦，加上难以根治的绝望，容易发泄到医生身上。我们常常听到类似的抱怨：连个便秘都治不好，当什么医生？

对疑难杂症而言，从确诊到治愈，绝不是想象的那么简单。"没有一种病，是一看就百分之百能确诊的"，钱家鸣与消化系统疑难杂症斗争了几十年，她常说，"医生得是'不倒翁'（不断修正自己的诊断与治疗方案），要不然早就被疾病打倒了（导致误诊和治疗不恰当）。"

在这类疾病面前，医患更应是朋友，他们的敌人不是彼此，而是疾病本身。钱家鸣认为，要做朋友，坦率沟通很重要。因为如果医患能进行一钱家鸣认为，个很好的沟通，病人信任医生，就会听医生的话。医患携手，共同管理，哪怕治不好病，至少可以控制病情，延缓寿命，提高生命质量。（余易安）

上海交通大学房颤诊治中心主任刘旭教授：

和房颤作斗争要耐心

✚ 专家简介：刘旭，教授、博士生导师，上海交通大学房颤诊治中心主任，上海交通大学医学院附属胸科医院心内科副主任，上海市生物工程学会起搏与电生理学分会主任委员。

✚ 擅长：心内科常见及疑难杂症的诊治，尤其是房颤及快速心律失常的导管射频消融和起搏器安装。

【门诊见闻】

刘旭教授周一的门诊是房颤专病门诊，每次都会有近60位患者。

刘教授语速很快，但讲得很清楚，还善用比喻引导患者。由于病灶复杂、原有病灶"复活"、新病灶出现等各种原因，部分房颤患者手术后会复发，自然在心理上就会有恐惧和担心。其实，医生要努力帮助患者克服这种不良情绪，帮他们恢复信心至关重要。

门诊即将结束的时候，进来了一对来自东北的夫妇，妻子患阵发性房颤已经30年了，心跳非常快，每分钟有两三百下，曾在北京

名医出诊·内科

69

一家三甲医院手术治疗，但又复发了。刘教授给她做了第二次手术之后，症状明显好转，马上要回家了，她过来和刘旭教授道别。

"刘教授不仅医术高明，更值得称道的是对待病人的态度。"女患者告诉记者，她找过一位北京知名专家，这位专家看病时一眼都没看她，拿了病例和报告，简单问两句接着就写医嘱，让她住院动手术。她术后感觉不好，专家也没有一个明确的解释。

"和那位专家说句话，真的太难了。"女患者说，相比之下，刘教授耐心讲解，让他们感到很踏实。

刘教授在结束门诊后告诉记者，房颤复发并不可怕，也很常见。像这位患者复发也不能说明前一位医生手术做得不好，总之是有各种各样的原因。关键问题就是，医生要和患者沟通，让他们充分了解自身的状况，站在面对疾病的同一战壕里。如果医患彼此不信任，这是比疾病可怕得多的。

"心脏就像一栋房子，有心房也有心室。心房是一个房间，有门也有窗。"刘旭教授一边在纸上画出了心脏的结构，一边向一位房颤复发多次的患者解释，"你的病灶就是在窗户上，而且很厚，很顽固，所以复发了。你这种情况不常见，但也不必担心，病灶顽固，我们就多和它斗争几次，要有耐心，有信心。"

【药物治疗：暂时有效无法根治】

门诊见闻：很多患者都选择药物治疗，刘教授会让他们坚持随访，紧密监测症状变化。

刘旭：对于大多数房颤患者首先选择的是药物治疗，特别是阵发性房颤患者。常用的一些药物会对房颤症状有一定的疗效，但经过长期观察发现，这些药物的作用其实是暂时的，达不到根治的目的，而且，这些抗心律失常药物都有一定的副作用。

除了服用抗心律失常药物，患者一般还需要进行抗凝治疗，以预防房颤带来的脑卒中。因为房颤患者的中风危险是正常心律人群的 5～6 倍，主要是服用华法林。但由于华法林可能会造成出血事件，所以患者需要定期验血检测和随访。

【房颤"好转"：往往是急危信号】

门诊见闻：一位房颤患者被确诊为阵发性房颤，并没有太在意，后来慢慢地症状减轻了很多，就放松警惕了，可最近却并发了心力衰竭。

刘旭：部分患者在房颤早期，感觉心慌非常明显，心跳很快，不适症状显著。而当转为持续性房颤后，心慌、胸闷的症状反而好转了。他们便会误认为房颤得到缓解，忽视了治疗，此时是最危险、最需要正规治疗的。

房颤的发展规律是从阵发性房颤逐步过渡为持续性房颤的，持续性房颤已经属于中后期，虽然症状有所好转，但各种并发症的概率显著增加。一旦持续性房颤患者到再次出现明显症状的时候，往往都已经出现了严重的并发症，失去了治愈的机会。

【导管消融术安全性：中老年人可以耐受】

门诊见闻：张大爷 70 多岁了，是慢性房颤患者，医生建议他行导管消融术，儿女担心手术的安全性，怕自己父亲受不了这种手术。

刘旭：很多老年病人都会问导管消融手术的安全性，这是一种微创的介入手术，通常只需要在局部麻醉的条件下进行，通过穿刺深静脉，只有针眼大小的切口，无需缝合。

由于采用局部麻醉，整个手术过程保持清醒，不存在麻醉复苏的问题，术后穿刺部位只需要用沙袋压迫 6 个小时即可，第二天就能恢复正常起居。临床上，中老年患者占了 80% 以上。从国内外大型电生理中心实践来看，手术安全性很好，严重并发症的发生率实际上小于 1%。

【导管消融术疗效：有 2 ～ 3 个月反应期】

门诊见闻：一位江苏的患者，经过导管消融手术治疗房颤之后，短时间内还有房颤发作，在刘教授门诊上，他询问是否是由手术失败造成的。

刘旭：和其他心律失常疾病不同，房颤导管根治术效果的判断，特别是持续性房颤，需要 2 ～ 3 个月的时间，通常将此时间定义为反应期。故术后 3 个月房颤复发并不代表手术失败，而要继续观察。

从上海交通大学房颤诊治中心的统计来看，40% 的房颤消融术后患者在术后一周内都有各种心律失常发生，其中 50% 的患者是暂时性的反应，经过药物治疗控制后能够维持正常的窦性心律，不需要再次做手术，另外 50% 的患者 3 个月后仍反复发作则需要再次手术。

【记者手记】

在跟随刘旭教授出诊的过程中，记者发现他的口袋里有一个小记录本。每来一个复诊患者，他问清楚状况之后，总是立刻掏出本子来画一下再放回兜里。当日结束门诊后，记者要求看看刘教授的记录本，知道了它的用途。

原来，导管消融手术治疗阵发型房颤效果很好，可对于慢性房颤并不是十分理想。慢性房颤首次消融成功率为50%～60%。这个本子是来记录慢性房颤患者通过房颤导管消融手术后的恢复情况。每次出诊碰到在胸科医院做过慢性房颤导管消融手术的病人，他都会用"正"字来统计，手术效果好的和不好的比例。

"我们需要知道自己的一些临床技术在患者身上应用的具体状况，这个是需要随访来统计的，以便不断完善我们的技术。现在这个本子上记录的情况，手术效果好的是远多于效果不好的，说明我们的技术是可以的。研究这些预后不理想的病例，可以完善我们的技术。我们自身要精益求精，而对于患者更要负责。"刘旭教授告诉记者。（刘永晓）

上海中山医院呼吸科主任白春学教授提醒：

治慢性病先要改正不良习惯

+ 专家简介：白春学，主任医师、教授，复旦大学呼吸病研究所所长兼上海中山医院呼吸科主任，中华医学会呼吸分会副主任委员，上海医学会肺科学会主任委员。

+ 擅长：肺肿瘤、肺血管病、慢性气道疾病等呼吸病的诊治，以及戒烟。

【门诊见闻】

一对中年夫妇来到白春学教授的门诊上，拿着厚厚一沓的检查报告，代80多岁的老父亲来看病。原来，老人刚被查出肺癌，无法行走，坐着喘气都很困难。

白春学看了病例后说："肺癌很可能转移了，首先要确定肺癌的种类，然后才能确定治疗方向。所以，首先做一个气管镜的检查，然后……"

"气管镜检查是什么？怎么做？有危险吗？"还没等白春学说完，家属一连串问了三个问题。

白春学耐心地解释了气管镜检查，又阐明了手术可能会导致呼吸困难甚至窒息，还有可能引发出血和气胸，死亡率是万分之一。如果不做气管镜检查，可以选择穿刺活检。

"穿刺活检怎么做？"家属很关心检查的痛苦和风险有多大，白春学又详细解释了活检的方式和作用。家属皱着眉头说："我们不想让老父亲承受太多的痛苦。"

白春学告诉他们，还有一种方法就是做PET-CT，不痛苦但是花费高，医保也无法报销。一听到要花费七八千元，俩人又面露难色。他们又询问了其他治疗方式。

最后，白春学不建议老人做化疗，建议采用分子靶向治疗。可家属很难承受每月几万元钱的医药费。这对夫妇无奈地离开了。

白春学说，吸烟和环境等因素导致肺癌的发病率越来越高，由于早期症状不明显，很多患者一经发现就已经是晚期了，门诊上这种情况很常见，医生、患者和家属都很无奈。所以，呼吸科医生更要帮高发人群把好肺癌防治和早期筛查的关口。

白春学教授是一位站在抗烟一线的"医学斗士"。在给每位患者问诊时，他总是会先询问对方是否吸烟，若得到肯定的结果，他就会不厌其烦地对患者或家属宣传吸烟的危害，并劝他们一定要戒烟。几位患者告诉他，因为在电视上看到了他做的戒烟宣传节目，第二天就把烟戒掉了，白春学觉得很欣慰。

【隐匿性哮喘：支气管激发试验确诊】

门诊见闻：一位安徽患者常感到胸闷，已经有三年多了。有时喘气会稍有困难，在多家医院检查，各项指标都正常，医生束手无策。白教授建议做一个支气管激发试验，看是不是隐匿性哮喘。

白春学：隐匿性哮喘，平时患者可能不喘不咳，从外表看什么病都没有，就是胸闷，检查也查不出来有什么异常。诊断隐匿性哮喘一般比较困难，病情容易被延误，明确诊断是治疗的关键。要正确诊断隐匿性哮喘，首先了解病人是否为过敏性体质，家族成员中是否有哮喘、过敏性鼻炎、荨麻疹或特应性皮炎患者。而临床上，利用某种药物给支气管刺激，通过支气管激发试验可以帮助确诊隐匿性哮喘。

【呼吸暂停综合征：容易偷袭肥胖人群】

门诊现场：一位40岁左右体形偏胖的患者来找白教授看病，让他困扰的是，他经常睡着睡着就呼吸暂停了。

白春学：清醒时，人的咽部组织是紧张的，不会阻塞呼吸。睡着后有人咽部松弛下来，由于组织肥大，部分气道受阻，就会出现鼾声，如果气道被完全阻塞，气流不能进入肺部，就会引起呼吸暂停。在氧气严重不足的情况下，大脑会将身体短暂唤醒到刚刚能收紧咽部的程度，从而解除气道阻塞，伴随响亮的喘息声，呼吸才恢复正常。一般来说，肥胖和体重超标的人患病概率高，除了正规治疗，坚持锻炼，控制体重，戒烟戒酒，右侧卧位睡眠等方式，可减少气道阻塞、呼吸暂停的概率。

【症状典型的哮喘：要考虑变应性鼻炎】

门诊现场：对于哮喘患者，白教授总是先问他还有没有过敏性鼻炎，大多患者果真都有过敏性鼻炎病史。

白春学：变应性鼻炎是哮喘的高危因素，可以导致哮喘的风险增加3倍，而大约80%的哮喘患者有变应性鼻炎。所以，治疗哮喘的同时，就应该考虑到针对变应性鼻炎的治疗，变应性鼻炎也应当与哮喘一样，进行积极、有效的干预和治疗，并防止过敏性鼻炎诱发或加重哮喘。临床上，通过治疗变应性鼻炎可减轻哮喘的症状、降低哮喘的发病率。在治疗原则上，变应性鼻炎和哮喘有相通之处，避免接触致敏原和免疫疗法也同样适合变应性哮喘的病人。

【慢阻肺：减少急性发作是关键】

门诊见闻：近几年的门诊上，慢阻肺患者逐年增多，除了常规的治疗，白教授在门诊上会叮嘱他们一定要避免感染、防止急性发作。

白春学：受吸烟、大气污染、职业暴露、粉尘的影响，慢阻肺发病率逐年上升，未来患病率及死亡率将进一步上升。但是，人们的知晓率和重视度却很低。慢阻肺病情进展缓慢，早期症状不明显，患者往往不去就医，因此失去了早期发现的机会。急性发作是慢阻肺恶化导致死亡的重要原因，而感染则是慢阻肺急性发作的主要诱因，对于慢阻肺患者，普通的感冒都有可能引发急性发作从而危及生命。所以，避免感染、减少急性发作是减缓慢阻肺病程的关键。

【记者手记】

白春学教授致力于前沿研究，在他的带领下，复旦大学附属中山医院呼吸科专家在全中国首倡物联网医学（注：物联网医学就是远程医学数据的传输），已将物联网技术应用于肺功能监测仪。

白春学教授告诉记者，将现有的"病发后到医院"的被动治疗模式改为"及早预警和及早主动治疗"的现代医学模式，既可以提高疾病的有效治疗，又能大大降低门诊就诊次数和就诊费用。

白春学教授的团队已经成功研制出具有自主知识产权的便携式无线远程监测肺功能仪和无创呼吸机。这种新型肺功能仪不需上网，即可在家"便捷、实时、远程"传送肺功能测定结果给医疗中心，医师可及时分析、判断结果，使急症患者得到及时快速的治疗指导。

"在未来，通过这种物联网技术，我们的患者足不出户就可以得到最及时恰当的治疗建议。对于需要长期随访，观察监测病情的病人，这是个好消息！"白春学教授欣喜地说。（刘永晓）

上海瑞金医院消化科主任袁耀宗教授：

看病是一场博弈

➕ 专家简介：袁耀宗，中华医学会消化病学分会委员，上海交通大学医学院附属瑞金医院消化科主任，主任医师、教授。

➕ 擅长：胰腺疾病、胃肠功能性和动力障碍性疾病。

【门诊见闻】

10年前，一位61岁的病人患了胆总管结石，一家大医院的医生要求他立即手术，但他不想做手术，于是找到了上海瑞金医院的袁耀宗教授。

袁教授仔细看了他的各项检查结果和病例，没有让他手术，通过服药，疾病得到了很好的控制。因为，一般来说，胆总管结石往往伴随着发热、黄疸和腹痛，是必须要手术的，当时这位患者没有这三种症状。

10年后的今天，这位患者已经71岁了，在记者跟随袁耀宗教授出诊，他又来了，随身带来的是晚期胰腺癌的诊断书。

"10年前，袁教授你没有做手术就让我从一场大病中康复，我很感谢你，同时也很信任你。所以，我得了癌症，我也要你来看看。"

这位老人十分健谈，精神状态极好，他说自己没有化疗，也不做手术，只是吃中药，效果很不错。袁耀宗教授仔细看了每一个检查报告，笑着问了几个问题之后，告诉他情况很好，就吃中药，好好保养，注意饮食，没啥大问题。

老人像吃了一颗定心丸，笑嘻嘻地离开了。等他走出诊室，袁教授说，老人的胰腺癌已经肝转移，已经无法手术，带癌生存是最好的选择。

同一个人，十年间患上两种疾病，都没有选择手术，这在袁耀宗教授看来，是十分准确而明智的。

其实，对疾病和身体的了解，是每个人的必修课，"千万不能死于无知"是多年前联合国提出的口号。

而今，面对各种恶性疾病，尽量自知，才能更好地提高生活质量。

袁耀宗教授说，很多人有了病，做多项检查，变成了过度重视。其实，如果一个人的某项生化指标多次超过标准值，而且很高的话，医生一定要进行细致检查。但是个人而言，今天检查正常，明天不正常，后天又正常了，这种现象使医生很难下明确的诊断，需结合临床表现、各项检查综合考虑，并进行随访观察。

【功能性消化不良：安心对待坚持服药】

门诊见闻：门诊最常见的是功能性消化不良，有些消化不良患者做了各种检查，都没找到原因。

袁耀宗：功能性胃肠病是一类有症状而现代医学检验学却无法检测出异常的疾病。病人通过抽血、CT、B超，甚至病理学检查都没问题，可就是有症状。医生会给病人对症开药，告诉他们没问题，可是病人心里就会一直犯嘀咕了：说没问题，我这肚子疼咋办呢？面对这类功能性胃肠疾病，现在采取的治疗方法就是给患者进行健康教育，坚持服药缓解症状，尚无有效治疗方法彻底治愈功能性胃肠疾病。病人在保持良好心态的同时要注意饮食和日常调理，因为有些病人很少犯病，而有的病人却会反复发作。

【便秘：服药安全最为重要】

门诊现场：一位40多岁的患者在门诊时说："医生，我真的很尴尬，因为我每天都要用手把大便挖出来……"

袁耀宗：有人认为，排便次数减少（每周少于两次）是慢性便秘的最常见症状，而实际上，相当一部分慢性便秘患者每周排便次数大于两次，会出现排便困难、大便干结等现象，对生活质量的影响要比排便次数更重要。

有些患者经常自己买药，内镜室每天做肠镜检查时都会发现结肠发黑的患者，这是因为有些人长期使用番泻叶、大黄、芦荟等含蒽醌类成分的保健品和药品所导致的。这种病叫作肠黑变病，严重者会有潜在致癌风险。建议便秘患者使用一些上市时间较久的安全药物。

【胃食管反流：先要改掉不良习惯】

门诊现场：张女士近期一直感到有"烧心、反酸"的感觉，腹部有时候还疼，夜间会加重，严重影响生活质量。

袁耀宗：近几年，胃食管反流病的发病率逐年上升，是由于胃、十二指肠内容物反流而引起不适的症状，主要的症状为烧心和反酸，烧心指胸骨后的烧灼感。治疗胃食管反流病的主要药物是质子泵抑制剂，可以有效控制症状。严重的患者还可以考虑抗反流手术治疗，但要谨慎。此外，要戒烟酒，避免诱导反流的食物摄入，比如过多的咖啡、巧克力、酒等。吃了饭不要立刻躺下，建议饭后2～3小时再躺下，可适当抬高床头使头和肩膀高于胃的水平，可以避免或减少胃酸的反流。

【幽门螺旋杆菌感染：避免大量用抗生素】

门诊见闻：有一位患者有胃溃疡，幽门螺旋杆菌呈阳性，袁教授让他服药治疗幽门螺旋杆菌感染，而对于另外一位幽门螺旋杆菌呈阳性的患者，却没有给他药物治疗。

袁耀宗：从流行病学上来看，幽门螺旋杆菌和胃癌有相关性。但是与胃癌发病有关的原因众多，并不只是一种。所以治疗与否，主要取决于病人是否有溃疡病、胃癌家族史、胃病的症状是否严重及反复发作。

仅是幽门螺旋杆菌呈阳性，消化不良症状不多，或刚刚发现消化不良，病情不严重并不建议治疗。中国人幽门螺旋杆菌感染的情况太多了，如果每个人都治疗的话，抗生素大量使用，可能会带来更严重的问题。

【记者手记】

一位拿着多家大医院血液检查报告的患者，疑虑重重地来找袁耀宗教授。

这是他一天之内在不同医院的血液化验报告，其中一项用来鉴别胰腺肿瘤和胰腺炎的参考指标 CA199 变化挺大，他一直很担心，就做了各种各样的检查，甚至连 PET-CT 都做了。

袁教授告诉他，这种情况很常见，因为人体总是有很强的个异性，即使同一个人，在不同时刻的各项指标都会存在差异。从检测报告上来看，这个指标的最高值也不算很高，而大多数抽检也都是正常的。

袁教授说，1加1等于2，5加5等于10，2和10在数学家眼里是有很大区别的，但是在医生眼里，有些指标，2和10并没有太大差别。

"你连PET-CT都做了，还有什么不放心的呢？放轻松，该怎么工作就怎么工作，该怎么生活就怎么生活，医生不会骗你的，半年或一年后再来看看。"听袁教授这么一说，那位患者很安心地离开了诊室。（刘永晓）

河北医科大学第一医院副院长王铭维：

治脑血管病先除焦虑

➕ **专家简介：** 王铭维，河北医科大学第一医院副院长，神经内科主任，主任医师、教授、博士生导师。河北省中西医结合学会虚症与老年医学学会主任委员。

➕ **擅长：** 诊治疑难病症，尤其对脑血管病、痴呆、帕金森病、癫痫等的治疗有独特方法。

【门诊见闻】

"王教授啊，您出国进修这半年我可是天天盼，这下好了，您可回来了。晚上我老发颤，一整晚一整晚地睡不着觉。"这位年过七旬的老太太紧抓着王铭维教授的手，就像看到救星。

"您这个症状多长时间了？晚上睡不着时吃过辅助睡眠的药吗？"王铭维问道，老太太紧张的表情也慢慢缓和下来。

　　"吃安定不管用。"正说着，老太太的双腿就开始不停地颤抖，"两腿没力，血压高，躺在床上翻来覆去睡不着，"坐在旁边的老伴儿赶紧补充："这段时间来，她不睡，我也睡不着，床都发抖，折腾啊。"

　　"您这病没大问题，别太担心，好多人经常抱怨夜间频繁醒来，醒来后很难再入睡，白天感到困倦；还多梦、梦呓、足痉挛、腿部不适，整个人什么都不想做，变懒了。"王铭维笑着用手轻拍着老太太的肩膀接着安慰道，"不只您一个人这样。放宽心，正规治疗会好转的。"

　　"我这是啥病呀？"

　　"很可能是'不安腿综合征'，您看您的腿坐在这几分钟就没停过，一定要抖一下才舒服吧？这就是您睡眠不好的原因。"王铭维转身对着患者的老伴说，"您也辛苦了，整晚陪着颤。"

　　"那咋办，我都瘦了十多斤了。"

　　"没大事，睡眠不好就是震颤引起的，而睡眠下降反过来又会加重震颤，治本就要先稳定震颤。我给您开点药，吃点多巴胺受体激动剂和氯硝西泮，保证让您睡个好觉。"

　　患者拿了药，再三谢过王铭维，满意地走了。

　　王铭维讲道："这类患者很多，震颤和失眠相互影响会使患者很焦虑，所以一定得稳定患者的情绪，并且治疗震颤的同时也要关注他们的心理和睡眠问题。"

　　很多老人患了脑血管病之后，身体状况急转直下，丧失了独立生活能力，生活质量严重下降。其实，比脑血管病猛如虎的，是这类疾病给患者带来的巨大的焦虑。王铭维教授提醒，要想控制脑血管病，延缓疾病恶化，要在医生的指导下，消除心理焦虑，开开心心地过好每一天。

【老年痴呆：记性变差先查认知】

门诊现场：一位 70 岁女性患者，6 年前无明显诱因出现记忆力下降，家属自行购买多种保健药和中药服用，效果不佳。老人近年记忆衰退严重，叫不出熟人的名字，单独出门回不了家。

王铭维：65 岁以上的老年痴呆患者占病例总数的 95%。加之老年人易患高血压、糖尿病、高脂血症、心脏病等疾病，这些都是脑血管病变的危险因素，目前认为，血管病变也是危险因素。一些老人懒得动脑，使大脑长期处于抑制状态，脑细胞缺少刺激，脑功能得不到利用和强化，造成大脑老化、衰变，易致老年性痴呆。

老年性痴呆起病隐匿，易错过最佳防治时机。如果发现家人有记忆力减退，丢三落四或性格异常等情况，要及时到专科门诊进行认知功能检查。

【睡眠障碍：先查身体再做监测】

门诊现场：一位专门从北京连夜赶回石家庄的白领，一年来也是受到了长期睡眠障碍困扰，导致白天工作效率降低。

王铭维：为确定失眠症的类型、严重性、持续时间及失眠的原因，首先，需进行两周的观察和记录：包括就寝、起床时间，睡眠持续时间和质量等主要症状与规律；其次，进行详细的内科系统检查；最后，进行多导睡眠监测（检测失眠的金标准），明确睡眠整体情况。

白天尽量不午睡，入睡前做些放松活动，如按摩、推拿、气功、静坐等。如果你已经出现了失眠症状或有失眠倾向，千万不要用在床上看书的方法来诱导睡眠。需要注意的是，睡眠不宜过长，睡眠时间过长与睡眠不足一样，都可导致身体疲倦，甚至智力也会随之下降。

【重症脑卒中：整体治疗必不可少】

门诊现场：一位 62 岁男性脑卒中患者一周前因为脑卒中而不能行走，手无握笔之力，经过诊治之后，病情大为减轻。

王铭维：脑卒中偏爱高血压、糖尿病、血脂异常、肥胖、吸烟、酗酒等危险因素者，在秋冬季节应特别注意防范中风的"突袭"。脑卒中与心肌梗死一样，治疗越早，预后越好。怎样才能使因发生脑卒中而致偏瘫的患者重新站立起来，恢复工作和生活能力，更是重中之重。

对待重症脑卒中的患者，最好把那种单纯依靠药物治疗改为药物治疗与肢体康复、心理康复、语言训练、健康教育和生活护理指导相结合的整体综合治疗模式。尤其对于老年人，平时应该注意清淡饮食，经常锻炼，定期进行相关方面的筛查，一旦发现要尽早就医。

【帕金森症：延缓疾病要勤运动】

门诊现场：一名 54 岁男性帕金森患者，走路翻身困难，说话含糊，双眼直视，不能转动，解大小便困难。家人着急，自己也很绝望。

王铭维：帕金森病进展缓慢，如果药物服用得当，可以减轻症状。帕金森病症最好是在常规药物治疗的基础上，结合肢体康复、超声波、心理等综合治疗。

运动是最廉价且很有效的延缓帕金森病的方法之一。做一些提高心率的运动，可以促进全身血液循环，改善脑细胞的新陈代谢。帕金森患者可做瑜伽、跳舞。不仅仅是身体运动，整个人的精神面貌彻底改变，很开心，很陶醉，躯干、双手和双脚都在动。跳舞能够协调你的四肢，也有利于病情的康复。

【记者手记】

王铭维教授的声音非常温柔，一般医生问诊时主要是针对病情提一些问题，而她除了叮嘱用药、注意事项外，在生活中还会给患者出招，缓解他们的精神压力。

老年人得了脑血管病都很紧张、焦虑，在短短一个小时的门诊时间，她三次走出办公室，安慰候诊区的患者，希望他们不要着急。

一位老大爷急匆匆赶过来说自己是从邢台赶过来的，没挂上号，如果今天看不了就得等下周了，王铭维立刻让助手给他加号，并安慰道："您放心，绝不能让您白跑一趟。"一上午的门诊，看了20多个病号，但她自始至终保持热情、耐心，对最后一位患者讲，"非常抱歉，让您等了一个上午"，来向患者解释。

"每个患者的康复对我而言都是莫大的欢乐，我愿意尽我所能，将这份欢乐不断地传递下去。"王铭维如是说。这是她传达给患者的健康心理治疗。（贾晓倩）

第四章 | 骨科 外科

- 手术不是万能的
- 脊柱疾病要会带病生存
- 有骨病也要锻炼
- 得了骨病先改坏习惯
- 治脑病要四两拨千斤
- 神经疾病容易乱投医

中华医学会骨科学分会副主任委员陈仲强：

手术不是万能的

➕ 专家简介：陈仲强，北京大学第三医院骨科主任医师、教授，骨科副主任，中华医学会骨科学分会副主任委员。

➕ 擅长：脊柱外科疾病，尤其在颈椎病、胸腰椎疾病、脊柱畸形与创伤及滑脱的治疗方面有较高水平。

【门诊见闻】

"好多病人过来就问一句话：'吃药还是手术？'"陈仲强教授趁着前一个患者离开，第二个患者还没有进来的间隙，转头告诉坐在身旁的记者。

很多脊柱疾病患者在吃药和手术间纠结，挤破头挂号找来，就是让陈仲强拍板的。

"这次我来找您是想再做个手术。"一位满头银发的老太太笑着说。她是自己来看病的，精神挺好，行动自如，看不出来有什么病需要做手术。

"您不是在我这里做过一次胸椎手术吗？又出问题了吗？"陈仲强认出了这个患者，不解地问。

"是做过，手术后我感觉特别好。但脊柱又有点歪，走一会儿腿就疼，是不是腿和腰又有问题了？我想再做一次手术，我不怕疼。"老太太回答。

陈仲强先看了她的病历，让她做蹲下、起立动作，再俯腰、起身，又做了做单脚站立、支撑脚尖向上提。同时检查了她的骨骼和关节，最后很确定地告诉患者："你没必要再做手术。"

"求求您给我做手术吧。"老太太还不死心，再次要求手术。

"首先，您担心髋部脱位，我检查了髋关节，完全正常，而且髋关节也没有这么容易脱位或复位的。"陈仲强耐心地解释，"我认为您的关键问题是骨质疏松及背部肌肉无力，因此，最重要的是加强肌肉锻炼，同时治疗骨质疏松，这才是康复的关键。"

听完这番话，老太太满意地离开了。

陈仲强告诉记者："大多数脊柱退变性疾病患者不需要手术，经过生活与工作方式的调整，加上肌肉锻炼、理疗及药物治疗，即可以获得满意疗效。少数类型的病变如不抓紧手术，会严重影响生活质量，甚至有瘫痪的可能。经医生评定确实要做手术的，还是尽快做。"

"业绩不突出，腰椎间盘突出"，这是不少人用来自嘲的话。虽然是说笑，但也有一定的科学性：脊柱外科疾病的确最喜欢缠上久坐的人。不仅如此，颈椎病、胸椎骨折、驼背等耳熟能详的名字，都在脊柱外科的治疗范畴。如何有效地防治脊柱疾病呢？陈仲强教授为我们讲述了他的经验：

【腰腿疼先练肌肉】

门诊现场：一位患者老喊腰疼，陈仲强开出的方子是行腹背部肌肉锻炼。一位患者腿疼了两三年，跑遍了医院，怎么吃药都不好，陈仲强也开出运动处方。一位患者被车撞伤后一直腰背疼，陈仲强告诉她："腰疼也要锻炼，不锻炼永远好不了。"

陈仲强：这三名患者的腰腿疼都源于腰椎，第一个是椎间盘突出，第二个是椎间盘老化、撕裂，第三个是创伤。治疗仅仅是康复的一部分，肌肉的训练必不可少。只有骨骼周围的肌肉有劲了，才能撑起骨骼，实现脊柱的稳定协调，减少损伤性疼痛。仰卧起坐和小燕儿飞是训练腹部和腰部肌肉的最简单有效的方法，10个一组，量力而行。

【颈椎病需要分型】

门诊现场：有个老太太最近一个月老出虚汗，头晕呕吐，一犯就是一天，不适症状逐渐消失。陈仲强怀疑是颈椎病，但手术与否仍需进一步观察。还有个患者腿的反应明显活跃，经检查颈椎有问题，立即手术是最好的办法。

陈仲强：颈椎病最常见3个类型：脊髓型、神经根型和交感神经型。脊髓型是全身问题，而神经根型则是局部问题。如果是脊髓被压迫了，可能会影响肢体活动，这种类型的颈椎病最好行手术治疗。而神经根型颈椎病一般是局部疼痛或麻木，保守治疗效果不错，长远看真正需要手术的不到10%。交感神经型颈椎病以头晕症状为主，也适合非手术治疗。

【肌膜炎爱找白领】

门诊现场：一位40多岁女性，整天对着电脑工作，脖子酸疼，感觉像针刺一样，诊断结果是肌肉肌膜炎。

陈仲强：腰腿疼或颈部疼不一定是脊柱问题，可能是肌肉肌膜炎。长期慢性劳损，可引起颈、肩或背部肌肉出现炎症反应，症状与某些脊柱外科的疾病比较像，但不是骨骼出了问题。解决这类问题，除了吃药对症处理，更重要的是改变不良的工作姿势，避免长时间坐着和伏案工作，同时还要增加户外活动。最好选择自己喜欢的活动方式，如游泳、乒乓球、跑步等活动。也可选择跳绳运动，简单易行，属冲击性运动，既可活动全身，还有利于预防骨质疏松。

【脊髓病容易忽视】

门诊现场：一位 30 岁男士，最近半年走路有问题，他怀疑自己的两条腿长短不一。一家医院认为他是脊柱侧弯，另一家医院认为是髋关节有问题。治疗了半年多，效果不理想。

陈仲强：我先让他站直了，然后走几步，发现脊柱是有一些侧弯，但很轻微。值得注意的是，患者反映老有腿抖的症状，而且两腿粗细不一，说明一条腿的肌肉已经开始萎缩了，再加上患者的手和下肢反应异常，因此综合判断，疾病的根源不在骨骼，而是出在胸椎脊髓上，需要进一步的 CT 和核磁检查。我提醒有运动疾病的患者，不要只把眼光局限在局部症状上，应该做全身的体检，排查脊髓病。

【记者手记】

在有些人眼里，骨科治病就等于修修补补，哪断了，就从哪接上；哪长了东西，就把它切掉。而骨科大夫就是专门接骨或者做手术的技师，不到万不得已，撑不下去的时候，不会去找骨科大夫。

而陈仲强的一言一行都告诉记者，骨科大夫的工作远不止于此。

"你把手自然垂下，有感觉吗？"陈仲强一边拿小锤子敲患者的手指一边不停发问。

"这样摇，脚趾有感觉吗？"陈仲强用手捏着患者的脚趾问。

"你弯腰，尽量往下弯。"陈仲强边说边检查患者的脊柱。

可见除了查清病因、精准治疗，康复指导也是骨科大夫的责任。

作为著名三甲医院的一把手，能够坚持每周出门诊实属不易。陈仲强对待门诊工作一丝不苟，因为他相信，作为一名骨科大夫，准确的诊断能够帮助患者少走很多弯路；而除了手术之外，给患者的康复建议，也能够为患者的生活保驾护航。（吴润果）

北京大学第三医院副院长刘晓光提醒：

脊柱疾病要会带病生存

✚ 专家简介：刘晓光，北京大学第三医院医疗院长，骨科主任医师、教授、博士生导师，中国康复医学会颈椎病专业委员会主任委员，中华医学会骨科青年委员会副主任委员。

✚ 擅长：颈椎病与颈椎骨折脱位，胸、腰椎病（椎间盘突出，胸椎管狭窄，腰椎滑脱），脊柱肿瘤、结核、畸形及感染，以及脊柱微创外科手术。

【门诊见闻】

在刘晓光教授的门诊上，第一位患者是一个不到50岁的女性，病历显示她得过乳癌，做了乳腺切除术。

"我总感觉手不对劲，脖子也经常酸疼酸疼，是不是颈椎有问题？"

刘晓光详细看过片子之后，发现她的颈椎椎间盘突出并没有压迫神经，也没有不稳定的改变，就请她继续讲述病情。

"我的月经还不正常，医生说激素水平不稳定，我一直吃药，您说我的颈椎问题严重吗？"

刘晓光为患者查体后说："您的神经系统检查没问题。"

"可片子显示说颈椎有问题，我还总觉得手不舒服，脖子也经常酸疼酸疼的，激素水平也不稳定。"

"您处于更年期，有这些症状不奇怪。颈椎没有压迫，没有不稳定，不用手术。"

"那您说我需要做什么运动呢？"

"可以选择游泳，或者在床上做燕子飞的动作。"刘晓光给患者画了一张简化图。

"您说我是不是需要定期来复查？"

此时刘晓光却换了个话题："您是不是爱发火？"

"唉，我脾气大，不是这里不舒服，就是那里不舒服。"

"您现在的主要问题不在骨科，我建议您去心理咨询科。"

患者同意再去看看心理咨询科。

刘晓光跟记者解释，这位患者的躯体症状不是颈部的椎间盘引起的，而是本身的心理因素导致的，即使行预防性手术，也改变不了心理因素引起的躯体症状，患者依旧会感觉躯体不适，所以重点要解决的是心理问题。

脊柱的问题与脊柱里的神经息息相关，让我们不得不重视。脊柱的改变不仅影响着我们的外在形象，很有可能会伤及我们的神经，影响正常生活的进行。可当我们脊柱出现问题的时候，我们该怎样去面对呢？手术能帮助我们解决一切难题吗？

【胸椎手术风险最大】

门诊见闻：一位60多岁老太太有一个多月不能走路了，她还有高血压，血压控制住了，希望手术后重新站起来。

刘晓光：这位老人的病变部位在胸椎。一方面，脊髓慢性缺血导致椎管里的脊髓变细；另一方面，胸椎有椎间盘突出，所以老太太的病情发展缓慢，不能行走说明椎间盘的突出很严重。胸椎部位的手术风险是所有脊椎手术中风险最大的，患者及家属在考虑手术风险的时候，不要单纯地看治愈率、瘫痪率。在考虑的时候，一定要考虑到如果不幸发生在自己身上，接受还是不接受。这位老人的手术，因为是在手术的相对禁区里，即使医生在操作的时候不损伤任何的神经、血管，也可能会导致瘫痪，患者和家属需要认真对待。

【动大手术权衡利弊】

门诊见闻：一位30多岁女士身体扭曲，七年前查出颈椎上部与颅底交界的位置有一血管瘤，压迫脊柱，大夫说手术风险很大，所以没做。现在不适越来越重，想做手术。

刘晓光：这位女士的血管瘤是多发的，以颈部这个瘤子的影响最大；颈椎已经出现严重的畸形；脊髓压迫不重，但脊髓由于整个颈椎的后突畸形被拉细了。生活质量无从保证，病情越来越重。七年前手术风险大，可能会致瘫，现在手术的风险就不只是瘫痪的问题了，很有可能会危及生命。动手术不是修理玩具，这时思考的就不仅仅是治疗问题，而是一个人生态度的选择了，是"好死不如赖活着"，还是要"轰轰烈烈地搏一把"。对于这种高风险、高费用的手术，患者和家属要认真商量。

【术后康复先练肌肉】

门诊见闻：一位大爷，60多岁，术后四个多月来复查。术前感觉腰部疼得厉害，腿也麻。现在连走带坐最多两个小时就会疼。

刘晓光：这位患者手术解决的是椎管狭窄、不稳定的问题。这次复查，大爷的影像学检查没有异常，给他查体也没有发现神经功能的异常。通过了解知道，他在术后很少进行康复锻炼运动，说明他的主要问题是腰部肌肉的力量不够，需要锻炼腰部肌肉力量。脊椎病变患者运动都很谨慎。这个时候是需要加强运动的，以便增加腰部肌肉的力量，否则，长期靠养，腰部力量得不到有效的锻炼，腰部还是会出问题的。做肌肉运动要求的不是量，也不是必须达到多大的程度，而是说要尽量去坚持做，使肌肉得到锻炼。

【术后心理及早调试】

门诊见闻：一位20多岁的小伙子，曾因骶骨上长有骨肿瘤，住院接受脉冲热射频治疗。术后麻醉药物的作用没有了，就感觉骶骨部位还疼，时常有发热的感觉。

刘晓光：通过观察发现患者活动、行走自如。他患病时躺在病房的床上不能动弹，疼得很厉害。这次对他的影像学检查也没有发现异常，当对他说，如果再出现疼痛的时候，可能要进行开放性根除的大手术的时候，小伙子表现得很迟疑。医生面对的不是一个病，而是一个人。不少腰病患者还伴有心理不适。这位患者自认为不适，可查体、影像学检查都没有什么问题，其实是患者还没有从先前的疾病痛苦和治疗中走出来。除了告诉他疾病的真实情况，解除疑虑，还要做心理辅导。

【记者手记】

随诊中，记者发现很多患者的影像学检查显示存在椎间盘突出，但是他们并没有什么不适感觉。他们很想知道，此时是否要做一个预防性手术，来避免以后出现椎间盘突出压迫神经的症状发生。

刘晓光告诉记者，一般人进行核磁共振检查，说不定就会发现有椎间盘突出。可我们治病面对的是人，而不是片子。片子上显示存在突出，但并没有神经压迫的症状和体征，以后是否会压迫神经也是不一定的，所以不能一刀切，全做手术。

如果碰上不负责任的医生，给患者做了所谓的预防性手术，很可能会加重脊椎的压力，反而对脊柱有害，影响人体健康状态，对生活无益。

自己要对自己的生命负责，没有神经压迫的症状和体征就不要随随便便进行手术，以免增加其他风险的发生。

很多人在年轻的时候就会出现脊柱方面的一些改变了，但并没有影响到正常的生活，平时多注意合适的锻炼方法和生活方式，即使让已经存在的病变伴随一生也没关系。（李桂兰）

中国中医科学院望京医院院长朱立国教授：

有骨病也要锻炼

✚　专家简介：朱立国，中国中医科学院望京医院院长，脊柱二科主任医师、教授、博士生导师。

✚　擅长：应用中西医结合的方法治疗各种类型的颈椎病、腰椎间盘突出症、腰椎滑脱等疾病。主持多项科研工作，发表专著和论文多篇。

【门诊见闻】

一位老人走进诊室，满脸焦虑，朱立国笑着招呼老人坐下来，看了病历后说："请您来回走一下，让我看看。"

老人在诊室走了一圈后。他接着问："您这样走腿疼吗？"

"不太疼。"

"是早晨疼一些还是下午更疼呢？"朱立国关切地问道。

"早晨疼。"

"这考虑还是骨性关节炎，平时注意点，运动少一点，不要着凉。"

"早起手指头就这样。"说着，老人就将中指向手心弯曲，但就是伸不直。老人担忧地问："最近特别严重，是不是我这身体太差了？"

"您别太担心。手伸不直，一伸直会响一下是吗？"

"不响，就是伸不直。"

"那您伸一下看。"

"这不挺好的吗？没事的。"说着，朱立国握住了老人的中指，让老人做手指屈伸动作："您听到声吗？没事，这就是狭窄性腱鞘炎，主要是里面发炎了，跟受伤、着凉、劳累有关。"

"是不是我就完了呀？"老人还是很不安。

朱立国安慰道："您别瞎想了，这个病和年龄有一定的关系，但关系不太大，年轻人也会得。您看，我让您屈伸的时候是不是能听到弹响。这是因为腱鞘狭窄，肌腱划过去就好。您听，稍微拨一下，是不是就嘎嘣响一下？"

老人点了点头。

朱立国耐心地解释："您平时把手按在这里，就经常拨动一下，练屈伸，看能不能，如果不行，就打个封闭针。这个病不重，您别太担心。平时注意点，我先给您开点药。"

朱立国让助手给老人开中药，并问老人如果觉得苦，就减些量，换种药替代一下。

在随诊过程中，记者能感到朱立国还在帮患者消除焦虑。

颈椎病、腰椎间盘突出症等很多与脊柱相关的骨科疾病都会引起诸如头晕、手脚麻木、腿疼等症状。除遗传因素外，不良的生活习惯也是本病的主要原因。所以这类压迫性骨科病，还要适度锻炼。

【颈性头晕病，可手法调理】

门诊现场：一位40多岁的女性有头晕史11年，但最近更严重了。严重时只能躺着，很难起来。

朱立国：这位患者患的是颈性头晕，就是颈椎病引起头晕症状。

颈椎病一共分五型，根据压迫部位的不同，表现出不同部位的症状，如果压迫神经根，主要是胳膊疼。如果压迫了脊髓，会出现下肢无力，如踩棉花的感觉等。颈性头晕，若压迫了椎动脉，可使交感神经也受到影响，主要表现出头晕的症状，严重时会有恶心、视力模糊等，它们是一组症状。至于治疗，最好的办法是中药和手法调理。中医主要是汤剂、饮片。颈性头晕病主要跟颈椎的退行性改变有关系，得了这个病后，需要注意的是平时转头别太快。

【严重颈椎病，先缓解疼痛】

门诊现场：一位40岁女性最近胳膊很酸，食指和中指几乎没有触感，外院建议手术，但她想保守治疗。

朱立国：颈椎病出现了受限、疼痛等，都与颈椎的微细结构发生改变是有一定关系的。

这位患者是严重颈椎病。目前，从治疗颈椎病的按摩手法来说，悬提手法是不错的。先对患者的颈肩部进行放松按摩，然后让患者的头部水平旋转至极限角度，最大屈曲，再旋转，达到有固定感。医生以肘部托住患者下颌，快速向上提拉，可以使患者的颈椎恢复到最佳的生理状态和结构，从而缓解疼痛，患者可以坚持一个疗程两周，隔天做一次。一定要选择到正规医院进行治疗，而且做完手法后，颈部尽量少活动。

【椎间盘突出，宜保守治疗】

门诊现场：一位50岁左右的男性总感觉到腿麻，不能长时间走路，需要走走停停，4、5节之间的椎间盘突出较严重。

朱立国：有些椎间盘突出的患者容易反复。如果症状不严重的话，保守治疗就可以，可以吃一些中药辅助做一些手法。服用中药一般要坚持一个疗程 4 周时间。一般下肢麻木与经络不通有一定的相关性，服用中药吸收后可以活血通络，消肿消炎。药渣再煮煮可用来泡脚。

像这位患者，因为突出较严重，先保守治疗看一下效果，如果效果不好的话，还是建议手术治疗。手术治疗会有一定的禁忌证，要根据患者的影像学资料、患者体征、患者对治疗的敏感度综合判断。心脏病、糖尿病及年龄偏高的患者不宜手术。

【有些颈椎病，要防肌萎缩】

门诊现场：一位年过半百的患者两年前查出了颈椎病，当时只是牵拉胳膊部位疼痛。今年又犯病了，抬胳膊困难，十几天后胳膊抬不起来了。

朱立国：这位病人患的是肌萎缩型颈椎病，主要是因脊髓前角运动细胞受压，导致上肢肌肉萎缩。

肌肉就像灯泡，脊髓前角运动细胞就是那根电线，灯泡要想发光，电线要通电才可以。因此，肌肉要想起作用，大脑要发送电脉冲给前角细胞才行。而颈椎病造成了脊髓前角运动细胞受损，没有电脉冲通过，胳膊慢慢就抬不起来了。所以这类患者在给予神经营养药物治疗时，一定要辅助进行肌肉锻炼，可以将手握成锥子形，经常进行敲捶胳膊，以防肌肉出现萎缩。

【记者手记】

朱立国教授很亲切，每位患者走进诊室，他都先去安慰，患者不自觉间就把眉头舒展开了。

有一位老年患者就诊完要去病房交费取药，要和药剂科说一下处方问题，朱立国就让一位随诊的学生陪老人一起去。

对于一些老年患者，朱立国要开一些针剂或需要输液的药物，都会多问一句："您家离咱们医院近吗？如果您住的不太近，我就给您开两周的药，您到附近的社区医院输液。"

一位东北患者因为腰椎病长期腿疼，痛苦不堪的表情流露着焦急和恐惧。朱立国安慰道："没事的，你这个病不重，我给你开些中药，做做手法，应该没有太大问题的，你只要平时多注意适当活动，少量多次，别坐太软的沙发、太矮的凳子。"

朱立国是一个乐观又能鼓励患者的医生，给患者提供温暖的医疗，患者和医生进行交流的过程，就像和一位朋友交流，他身上就有着那份亲和的力量，难能可贵。（侯小晶）

北京协和医院副院长、骨科主任医师王以朋：

得了骨病先改坏习惯

✚ 专家简介：王以朋，北京协和医院副院长，骨科主任医师、教授、博士生导师。

✚ 擅长：脊柱侧弯，腰椎退变性疾病（椎间盘突出，椎管狭窄，腰椎滑脱等），脊柱肿瘤，骨质疏松等各种脊柱疾病。

【门诊见闻】

早上8点，王以朋教授准时进入诊室。

"大夫，我头疼得不行。"一位年轻人迫不及待地表述自己的痛苦，"眼珠后面疼，后脑两侧也疼，脑袋顶上也疼，最剧烈的时候满脑子都疼。"

"别着急，坐稳了慢慢说。"王以朋拍拍他的肩膀，平和地问，"你血压高么？"

"血压不高，血脂有点高。"

"头疼是从什么时候开始的？"

"头疼的毛病从小就有，我都习惯了，最近感觉加重了。"

接过颈椎X光片，王以朋说："你颈椎的生理曲度都没了，平时在电脑前工作吗？"

"我是记者，常在电脑前写稿子。"

"你的肩膀是不是总感觉像背了个米袋子？"

"您形容得太到位了，我每天都感觉特累。"

"部分是由于颈椎曲度消失造成的。"

"那我还能不能恢复正常人的生理曲度了呀？"年轻人紧张地问。

"我教你两个方法。一个是在电脑前每小时把头自然地向后仰，肩膀放松，用重力将头向后带，保持1～2分钟，再慢慢地抬起来。可使颈项区的肌肉紧张度得到调节。还要时不时地站起来倒杯水。"

说着，王以朋站起来指导如何做放松。

"其次，睡觉前把枕头垫在肩下，让头自然地往后伸。这样恢复3～6个月，慢慢地颈部生理曲度就有可能恢复了。"

"有的医生让我改行，您说呢？"

"每个工作或多或少有职业病，这不是改行就能解决的，要从生活习惯和方式改起。我说的保健方法只针对由于颈部肌肉痉挛引起的头疼病症，你这从小就头疼，建议你再去神经内科查一查。"

北京协和医院骨科专家王以朋教授建议，就医的同时，一定要寻找致病根源，改掉不良的生活习惯，这对于缓解骨病很有帮助，比如久坐伤颈椎，每小时站起来动一动，只要你坚持做，颈椎不适就能得到改善。

【头晕：先查血压再看骨科】

门诊现场：一位 48 岁女患者动不动就头晕，休息 10 分钟到半小时可以缓解，不耽误干活。在外院诊断为颈椎病。现在睡颈椎治疗枕。

王以朋：颈椎病引起的头晕往往是在头部旋转时容易发生，不是一扭头就发生，而是 2～3 秒钟后出现眼前发黑与头发晕的情况，头扭回来就会好转。这位患者没有扭头后头晕的情况，而是无任何征兆的头晕，且查体也没有发现有颈椎的问题，所以她并不是由于颈椎引起的，不用进一步再做颈部的任何检查，也不用睡颈椎枕，普通的枕头就可以了。

头晕还可能与血压的变化和体位的改变有关，建议此类患者在头晕时就近找个医院测量血压，如果最开始查出是血压问题，就不用到骨科反复就医了。

【行走不便：或是损伤运动神经】

门诊现场：一位 50 岁的女性两年前就发生腿软，开始还能走，现在站不起来了。

王以朋：经过查体，这位患者右腿肌力从髂腰肌以下明显减弱，左腿也有减弱的情况，但双腿感觉没有消失，冷热都知道，就是运动不好。从核磁和 CT 上都没看到有压迫的情况。如果没有外来的压迫，应该是运动神经元的病变。建议做一个肌电图，到神经内科检查。

有些患者腿没劲儿了，走不了路了，第一个反应就是到骨科，这位患者看了两年，经过各种核磁共振和 CT 检查都没发现有骨科方面的问题却还在看骨科，不但浪费了时间和金钱，还会耽误病情。建议在骨科没有查出什么赶紧转换方向，要看神经内科。

【关节痛：早期就要抓紧治疗】

门诊现场：一位 52 岁男性膝关节疼痛两年多，走平路时不疼，上下楼出现疼痛，这两天感觉下楼时尤其疼。经过检查，双腿弯曲、伸直都没有什么问题，双膝按压不疼，没有浮肿。

王以朋：这位患者处于膝关节骨关节炎的早期。一般男性骨关节炎发生在 60 ~ 65 岁，而这位患者起码提早了十年。

骨关节炎是膝关节软骨经常摩擦、负重及自身代谢改变造成的，发现关节有些许疼痛就应就诊。骨关节炎早期可以吃一些缓解软骨损伤的药，使得病变减缓，尽可能保留膝关节的功能。另外，应注意自我保护，避免经常下蹲取物。爬山等大运动量活动会加重关节磨损，但游泳、不负重的关节伸屈活动有益膝关节健康。

【关节置换：要看整体健康状况】

门诊现场：一位 70 多岁男士膝关节疼十多年了，最近两周疼得厉害，不能走路，坐着、躺着腿都疼，吃了药，关节肿胀没有缓解，只能坐轮椅。

王以朋：从这位患者 2007 年的膝关节 X 光片来看，关节软骨完全磨没了，属于重度的骨关节炎。患者如果要根本解决腿部问题需要做关节置换，但是他由于癌细胞转移，前一阵子做了伽马刀治疗，这种身体状况不太符合做关节置换的要求。

而这种重度的骨关节炎，已经没有关节软骨了，所以治疗早期骨关节炎的维固力对他也起不到任何作用，只能用止痛药来维持治疗。但需要注意的是，即使疼也要时不时地走一走，不然下肢静脉曲张、肌肉萎缩就都找上门了。

【记者手记】

骨病患者生活质量低，心情差，一个个愁眉苦脸的，问候大夫"您好"时声音很低沉。王以朋教授总是大声回应："您哪里不好呢？""您"字特别响亮，"好"字拖着长音，听上去，好像是跟老朋友打招呼。这一呼一应，缩短了医患之间的心理距离。整个问诊过程，也像拉家常。

记者一直在思考，除了一纸处方，患者还想从大夫那里得到什么？

一位家属给出了答案——心里踏实。尤其是不得不做手术时，患者全家心里没底儿，四处就医，尤其是大夫说法不一或者冷言冷语，这就让患者更难下决心。但当找到王以朋教授，就能当即下决心做手术。因为他会和蔼地告诉患者，这种手术技术很成熟，成功率有多少，术后几个月就可以做一些家务。还有的患者讲，找王以朋教授看病，短短的十几分钟像上了一堂健康课。对患者没有问到的问题也细致地做解释。

一位好大夫，留给患者最深的记忆，不仅仅是诊疗，还有微笑、耐心，以及治疗疾病的信心。（左娇蕾）

全军神经外科中心主任张剑宁教授：

治脑病要四两拨千斤

➕ 专家简介：张剑宁，海军总医院神经外科主任、教授，全军神经外科中心主任，中华神经外科学会立体定向与功能神经外科专业委员会副主任委员。

➕ 擅长：颅脑创伤，尤其是颅脑损伤后中枢兴奋性神经递质、血液流变学改变等对脑水肿的影响。

【门诊见闻】

难以想象，张剑宁教授一下午的门诊中，15名患者里有3个小孩。最小的患者3岁，来自安徽。

小女孩牵着妈妈的手，进门后腼腆地看了一眼医生，便低头不语地坐着。

张剑宁笑着问："小朋友，你叫什么名字呀？"小女孩抬头调皮地看了一眼，笑了，还是不说话。

孩子妈妈赶紧说明，孩子2岁时得过病毒性脑炎，生病前说话就不太清楚，病好了再也不会说话了。耳鼻喉科医生说声带正常。现在吃不了硬东西，只吃流食。

"智力有问题吗？"

"没问题，幼儿园老师说她可聪明了。"

张剑宁拿起一支笔，先试探性地问小女孩"这是什么"，见女孩还是只笑不语，就逗她："来，伸伸舌头，让爷爷看看上面有没有小虫子。"小女孩还是不说话，也不伸舌头，笑着去抢张剑宁手里的笔。

张剑宁顺势左右移动着手上的笔，小女孩眼睛和小手也跟着左右移动，直到终于把笔抢到手，才开心地笑了。

孩子妈妈也被逗乐了，她说女儿的舌头只能左右动，不会前后动，舌头伸不出来。

"有脑部片子吗？"

"一年前拍了，今天没带。"

思考了片刻，张剑宁说："初步来看，脑子应该没什么问题。做个核磁共振再确认一下。"

家长听到智力没问题很开心，答应做进一步检查。

等女孩和妈妈离开诊室，张剑宁告诉记者，病毒性脑炎的后遗症除了失语，还可诱发偏瘫、健忘、精神障碍、脑萎缩等。病毒性脑炎早期症状跟感冒差不多，会发热、全身酸痛、食欲差，若有上述症状，经一般治疗无效后，要及时看神经科。

脑瘤、脑卒中、帕金森、颅脑损伤、脊柱脊髓疾病，听名字就知道，神经外科的病个个非小病。海军总医院神经外科主任张剑宁教授研究神外疾病几十年，最大的感触是：脑子的病，防不胜防，早诊早治是关键，科学、合理的治疗方案可以达到"四两拨千斤"的效果。

【描述病情舍取有度】

门诊现场：一对年轻人帮亲戚问诊，患儿9岁，嘴角、眼角抽搐，已持续两周。当被问到哪边嘴角抽、往哪边抽时，他们都答不上来。

张剑宁：抽搐是脑瘤的一大症状，问清楚往哪边抽，能帮助医生更好地定位肿瘤在脑部的位置，这不仅能避免影像诊断时的漏诊，还能帮助提升手术的精准度。

很多患者因为犯病记不清自己的详细症状，家属要格外留意。不少患者习惯上来就讲医史，这不利于医生问诊。建议在医生的询问和引导下，先说身体的不适症状，再讲现在的治疗措施，最后讲既往病史。通常，这也是医生写病历时遵循的顺序。

【儿童脑瘤九成恶性】

门诊现场：一位患儿12岁了，走路还是不太稳当；眼皮总是耷拉着，就好像在打瞌睡；眼睛和头部左右摆动。一位患有中枢神经细胞瘤的女孩经过治疗后，症状依然没有缓解。

张剑宁：脑瘤很可恶，不仅喜欢找孩子下手，下手还比较狠。有数据显示，我国14岁以下儿童死亡原因中恶性肿瘤仅次于意外伤害，高居第二位。而在儿童肿瘤中，脑瘤则位居第二，仅次于白血病。儿童脑瘤，近九成都是恶性的。

比起预防来，早诊早治要更为现实一些。建议家长在发现孩子有恶心、呕吐、头痛、头晕等症状，经常规治疗无效时，最好去神经科做个核磁共振，排查是否患有脑部肿瘤。

【三组症状预警脑瘤】

门诊现场：一位中年男性因为最近眼睛看不清来就诊。

张剑宁：这位患者的就医思路是对的，眼睛有问题不能只看眼科。

人体有三组症状可能都预示脑子长瘤了。一组被称为"局部神经损害症"，一般，瘤子压到了哪部分神经，就会导致相应的功能出现问题，比如压迫到运动神经，就会出现抽风、偏瘫等症；压迫小脑，就可能导致走路不稳；压迫到视神经，视力就会受影响。另一组为脑内压高导致的症状，如脑积水、脑外伤等导致的头痛、头胀、头晕、呕吐（喷射状）、眼底水肿等。第三组为脑垂体瘤引发的内分泌症状，如闭经、溢乳、巨人症等。若出现以上三组症状要看神经科。

【手术方案因人而异】

门诊现场：一位30多岁男士直到吃饭端不住碗、手总无规律发抖了才来就诊，被确诊为先天动静脉畸形。考虑到患者的经济条件，医生建议手术，但患者拿不定主意。

张剑宁：这位患者如果经济允许，最好的治疗方案是先介入再手术。通过介入方法将血块由大变小后再予以切除，既能避免切得过大损伤大脑，又能防止介入后疾病复发。

通常而言，神经外科治疗方式有三种：伽马刀治疗、手术治疗和介入治疗。三种方法各有适应证。伽马刀治疗比较适合治疗小于两厘米的脑部肿瘤和动静脉畸形；位置比较浅、且长在脑部非功能区的肿瘤，适合手术治疗；而位于脑深部的巨大肿瘤，更适合于介入疗法。

【记者手记】

随诊前，记者在网上检索张剑宁教授的信息，发现不少知名导医网站还在介绍其为"第四军医大学西京医院神经外科主任医师"。

随诊后，记者得知张教授调到海军总医院神经外科后，门诊上超过三分之一的患者是从西安追随他而来的。所谓"酒香不怕巷子深"、"金杯银杯不如百姓口碑"，用来描述他再合适不过了。

医院的工作人员曾开玩笑说："神经外科的楼道里以前尽是河南河北口音的患者，这大半年突然口音变了，山西、陕西、甘肃、青海的患者多了起来。后来一打听，才知道都是张剑宁从西安带来的。"

今年2月，受海军总医院之邀，张剑宁从西京医院调到海军总医院。半年多，科室手术量比去年同期增加了约60%，很多都是他亲自操刀的。

"这就是给你做手术的医生，一站就是九个小时呢。"随诊期间，记者听到一位家属一再地在患者耳边告知，眼睛里充满了无限的感激。

"当外科大夫，是要有天赋的"，张剑宁说，他很幸运自己有一双灵巧的手，生来适合干这行。他喜欢挑战疑难杂症，从来没有想过为避免医疗纠纷而放弃患者，因为"病人那么痛苦，作为医生，你就应该全力以赴"。（余易安）

中华医学会上海神经外科分会副主任委员赵卫国：

神经疾病容易乱投医

专家简介：赵卫国，主任医师，教授、博士生导师，上海瑞金医院神经外科主任，中华医学会上海神经外科分会副主任委员。

✚ 擅长：面肌痉挛、三叉神经痛、脑血管病、颅内动脉瘤、颅底肿瘤、桥小脑区听神经瘤、脑膜瘤及垂体瘤的显微外科手术，特别是颅神经疾病治疗。

【门诊见闻】

人们常说"左眼跳财、右眼跳灾"，而有些人的眼皮跳着跳着，就慢慢带动着半边脸的抽动，还会连动到嘴角，严重的会牵连颈部。这种"跳"既不是财也不是灾，而是面肌痉挛。

在擅长治疗面肌痉挛的上海瑞金医院神经外科主任赵卫国门诊，一半以上的患者都是歪着嘴，半边脸不时抽动，有人伴有剧烈的疼痛，很多人都哭丧着脸。

赵卫国第一句必然会问他们从哪里来的，不管是上海本地人还是从其他省市远道过来的慕名求医者，他都会用当地的方言先调侃几句。

一位来自河南的患者进来就抱怨自己疼得要命。

"那你觉得这病中不中啊？"赵卫国用河南话问道。"不中。"这位患者脱口而出，一听医生在说自己的家乡话，笑了笑。

"那不中的话，我们得把它治好啊，中吧？""中，中！"一听医生这么说，张口就答的患者自己也不禁笑了出来。

一位在柬埔寨工作的患者来就医，赵卫国直接和他说起了英语，对方一句话都听不懂，还用中文回答，最后两人都笑了。

诊室里充满了笑声。当患者走出诊室，人也变得轻松了很多。

在赵卫国看来，这种沟通是医生患者互信的第一步，"首先，你让他把你当成老乡。出门在外老乡是比较亲切的人，他就会很自然地把与疾病有关的各个方面都讲述给你，不管病情缓急，至少你们站到了一起，来面对疾病。"

很多神经系统疾病的症状都是机体的不协调或是疼痛，患者很容易乱投医。赵卫国教授认为，神经系统疾病的鉴别诊断很重要，患者要彻底了解疾病，和医生进行充分沟通，尽快找到最佳治疗方案。

【面肌痉挛：唯一根治法是做手术】

门诊现场：门诊最常见的是面肌痉挛，患者一侧的下眼睑和面部肌肉会不自主地阵发性抽动，发作频繁时脸部变形。

赵卫国：面肌痉挛，在中年女性中比较多见，最常见的病因是微血管压迫面神经根部。随着年龄增长，颅内血管硬化，压迫面神经根部的髓鞘薄弱处，造成神经冲动传导"短路"而诱发面肌痉挛。各种外部的局部治疗，如针灸、注射肉毒素等，难以取得良效。还有一类继发性面肌痉挛是由肿瘤或者血管病变引起的。根治面部痉挛只有做手术，通过特制的器械分离压迫面神经根部的血管，将血管与神经隔离开来。一般术后一周拆线就能回家，切口隐藏在头发里，不影响美观。

【三叉神经痛：早看神经专科】

门诊现场：一位患者得了三叉神经痛，说来就来的剧痛使他变得终日郁郁寡欢、沉默不语，吃东西不敢咀嚼，连日常的个人卫生，如洗脸、刷牙、剃须等也胆战心惊。

赵卫国：三叉神经痛表现为面部反复的发作性剧痛，是一种骤然发生的闪电般的刀割剧痛。在上、下嘴唇外侧、鼻翼、门齿、舌及面颊部等存在特别敏感的触发点，稍受触动就会引起疼痛发作，医学上将它形象地称为"扳机点"，就像枪的扳机一样，一触即发。三叉神经痛的病因和面肌痉挛相似，绝大部分系微血管压迫三叉神经所致，小部分病人的三叉神经痛症状可以是颅内肿瘤的首发信号。应及早到神经专科去检查，以明确诊断。

【垂体瘤：司令部里的"定时炸弹"】

门诊现场：一位白领最近极度疲乏、眼睛看不清、月经失调，整个人无精打采的，辗转各个科室之后来到神经外科，经过影像学检查，找到了原因——颅内垂体瘤。

赵卫国：垂体腺位于大脑底部正中，是调节人体正常生理功能最重要的腺体，可谓人体内分泌功能的"司令部"。一旦患了垂体瘤，就好比在"司令部"里安放了一枚"定时炸弹"，干扰了人体内分泌激素的正常调节，从而引起一系列内分泌紊乱症状，主要表现是闭经、泌乳、肢端肥大、性功能减退、向心性肥胖等。微创手术可摘除这枚"定时炸弹"，使患者恢复正常生活。不适合手术者可以采用针对性药物治疗或伽马刀治疗等方法。

【面部抽动：不全是面肌痉挛】

门诊见闻：一位河南的患者，眼睛一直睁不开，眼睛一睁开双眼睑就会痉挛，并伴有不自主努嘴、吐舌、耸鼻等面部怪动作。还有一位哈尔滨的小姑娘，左眼一眨，左半边脸就会跟着动一下，不眨眼的时候一切都正常。

赵卫国：神经系统疾病的鉴别诊断非常重要。前一位患者是典型的梅杰（Meige）综合征，做手术没有任何效果，只能服药治疗，这是医学上的一个难题，患者在发病一段时间后会趋向稳定，有时也可能部分自行缓解。哈尔滨这位小患者面部抽动很明显，是由眨眼带动的，这不是面肌痉挛，原因可能很多，包括心理原因。所以建议她再去排除精神疾病，可做面部热敷，观察病情，做记录。

【记者手记】

在赵卫国教授的门诊上，很多患者都接受过针灸和注射肉毒素治疗，甚至远在柬埔寨的那位患者也曾在当地中医门诊针灸，但都没有效果。赵卫国重申：对于能够确诊为面肌痉挛和三叉神经痛的患者，针灸或注射很可能会耽误治疗。而且，对于颅内肿瘤或血管病变等原因引起的面肌痉挛，一旦延误诊治就会酿成非常严重的后果。

一方面是病急乱投医，另一方面则是过度医疗的泛滥。很多神经系统的疾病都有明确的手术指征，譬如面肌痉挛和三叉神经痛，就要从典型症状和影像学上确认是否存在血管压迫神经来选择是否手术。在赵卫国看来，这种手术早已经不在摸索的阶段，手术前后的各种指征和评估都是相当全面明确了。但在某些地方，医生在没有做好鉴别诊断或手术指征不明的情况下，还是给病人做了手术，当然无法取得预期效果。

结束了当日的门诊，赵卫国略显疲惫，他对记者再次强调，对于神经外科疾病，可做可不做的手术，原则上不做。（刘永晓）

第五章 | 肾病 男科

- 肾病是个富贵病
- 与病为伴，与医为友
- 有些病必须等等看
- 给患者开个定心丸
- 治风湿病先"调平衡"
- 看男科是个持久战！

首都医科大学附属北京安贞医院首席专家谌贻璞：

肾病是个富贵病

✚ 专家简介：谌贻璞，主任医师、教授、博士生导师，首都医科大学附属北京安贞医院首席专家。原中华医学会肾脏病分会主任委员，中国医师协会肾脏病医师分会副会长，亚太地区肾脏病学会理事，北京医学会监事，北京医师协会常务理事及肾脏病专科医师分会会长。

✚ 擅长：原、继发肾小球疾病，肾小管间质疾病肾血管疾病及急、慢性肾衰竭的诊断及治疗。

【门诊见闻】

两把椅子、一沓小条、一个小本——从人满为患的走廊一路挤过来,刚一走进谌贻璞主任的诊室,这三件东西便吸引了记者的目光。

为何要准备两把椅子呢？正当记者困惑不解之时,一位70岁左右的老太太在女儿的搀扶下颤颤巍巍地走进了诊室。

"您请坐！"谌贻璞一边和患者打着招呼,一边指着另一把空椅子对她的女儿说, "您也坐这儿。"

"我知道挂号不容易,很早就起床排队,站了一大早了,让家属也休息休息。"谌贻璞笑着对记者解释说。

"您哪里不舒服？"谌贻璞接着问患者。

"腰总疼。"老人边说边伸出一只手指着自己的腰, "尿急,晚上还总起夜。"

"哦，那您先做个检查，看看禁水 12 小时尿渗透压的情况。"谌贻璞微笑着对老人说。

"禁水……尿……渗透压……"老人皱了皱眉，颇为不解地问道，"大夫，这个怎么查啊？要抽血不？"

看到老人不太理解，谌贻璞迅速从桌上的一沓小条中取出一张，对老人的女儿说，"这是化验的具体方法和注意事项，'第二天早晨 6 点起床排空膀胱再留尿'这点很重要，我在下面画上了线。"

"大夫，我这病严重吗？"临走前，老人紧握着谌贻璞的手，惴惴不安地问道。

"别担心，等化验结果出来了我再给您瞧。"谌教授微笑地说道。看着医生轻松的表情，老人也舒展开了紧锁的眉头。

等患者离开后，谌贻璞马上在小本上快速写下患者的姓名、病情等。"这样患者下次再来看病，我就能马上记起来了，给自己提个醒。"谌贻璞笑着对记者说。

肾病是可控的，肾病的发生与生活方式关系紧密，"三高"（高血压、高血糖、高血脂）人群的锐增及由它们继发的肾脏病日益增多就是明证。因此，有人说上述肾病是"富贵病"的产物。而预防上述肾病，就必须调整生活方式，早期防治高血压、高血糖、高血脂等疾病。

【肾病综合征，辨清基础病】

门诊现场：一位 30 岁左右的中年男性一瘸一拐地走进诊室，即便穿着裤子，也能明显看出左腿比右腿粗。"大夫，我得糖尿病四年了，前两年得了肾炎，跑了很多医院，吃了很多药，可效果总不好。"

谌贻璞：肾病综合征治疗前一定要先辨清导致肾病综合征的基础肾脏病，基础疾病不同，治疗方案就十分不同。

对这位患者的情况，在原发性肾小球肾炎中要首先考虑膜性肾病，而患者又罹患糖尿病五六年，由于许多糖尿病患者在疾病早期并不知晓，所以患病时间可能更长。另外，双下肢水肿及两腿粗细不一致，有可能是在粗侧下肢的静脉形成了血栓。

【尿急加尿痛，或神经衰弱】

门诊现场："谌主任，您说我可怎么办啊！"一位 40 岁左右的中年妇女皱着眉，一进门便哀怨地说道，"我现在尿急尿频，半个小时就得去趟厕所，什么也干不了了，现在又尿痛，整夜失眠，您可要救救我啊。"

谌贻璞：是否真的尿频、尿急及尿痛，一定要询问详情。泌尿系感染时有时还未到厕所就已尿裤子里了，而尿量不多，排尿疼痛。

这位患者虽然也说自己是"尿频""尿急""尿痛"，但实际上达不到诊断标准，尿化验也正常，所以不是泌尿系感染。她现在的病很可能是"无菌性尿道综合征"，神经衰弱、失眠患者尤其容易发生，需要加强心理辅导治疗。

【重视验小便，留前洗下身】

门诊现场："我去了好几家医院，化验了好多次尿，可每次的结果都不同，有的差距还挺大，您是专家，您说这是怎么回事啊？"一个 50 多岁的中年人女性不解地问道。

谌贻璞：在判断肾脏病上，尿常规化验很重要，必须从留尿方法及化验方法两方面注意。女性患者留尿前必须清洗下身，在清洗结束后及时留取中段尿标本，然后在两小时内送到医院检验科化验。女性如果不清洗下身，白带容易混入，造成假性蛋白尿和假性白细胞尿。

即使试纸法检验尿潜血阳性的，我们都会重新留尿，再用传统的离心尿沉渣显微镜检查来核实，完善检查。

【中西医治肾，要因病而异】

门诊现场：一位 50 多岁的男性手里拎着一大包中药，往桌上一放，说道："大夫，我前两年得的肾衰，吃了好多中药，什么冬虫夏草，人参鹿茸，钱没少花，可就是没效果。"

谌贻璞：在治疗肾病方面，中西医可谓相辅相成，并不对立。但是在具体治疗时也要因病而异，根据不同的肾脏病及肾病的不同阶段采取不同的治疗方法。

临床上，大部分的肾脏病采用西医治疗疗效相对较好，而某些肾脏病，尤其已出现慢性肾功能不全时，则应采用中西医结合治疗，中药帮助调理全身，并帮助排出尿毒素等。此外，要在医生的指导下选用中药材。

【记者手记】

每次门诊，谌贻璞教授都会嘱咐自己的助手，要尽量多安排些新患者，这样做并非是厚此薄彼。"看肾病关键难在诊断，只要患者头几次就诊时明确诊断，定出治疗方案，那么后续治疗完全可以由其他门诊医生来完成。"谌贻璞解释说。

"我知道挂个专家号不容易，天不亮就要起床，所以，只要条件允许，我还是尽可能多看些新患者，帮他们把病诊断准确。"谌教授补充说道。

为了能够准确诊断患者病情，谌贻璞特别重视对患者小便的化验，为此，他还专门准备一沓纸条，给患者发一张，告诉患者该如何留尿，如何进行化验。

"有些人认为这样做多此一举，患者还不知道怎么留尿吗？但以我的临床经验，很多患者还真的不会。"谌教授介绍说，一旦化验结果失真，不能正确反映患者身体状况，医生很容易出现误诊，所以，磨刀不误砍柴工，"小小的纸条，很有必要！"谌贻璞说道。

为了准确诊断，看肾病的患者绝大部分都需要进行各种检查，谌教授总是提前安排他们早上先把检查做好，"这样看病时就可以根据检查结果做诊断了，既提高了看病的效率，也为患者节省了时间，同时还能多看几个患者。"谌教授解释说。（张 磊）

北京中医药大学东直门医院院长王耀献：

与病为伴，与医为友

➕ 专家简介：王耀献，北京中医药大学东直门医院院长，主任医师、教授、博士生导师，中华中医药学会肾病分会副会长。

➕ 擅长：各类肾病、内分泌疾病及风湿免疫性疾病，对肾病综合征、糖尿病肾病、复杂性泌尿系感染、难治性血尿、狼疮性肾病及肾功能不全有独到研究。

【门诊见闻】

一位 30 多岁的女性患者，眉头紧皱，满面愁容，没等落座，就迫不及待地说起："我腰疼，尿里老是潜血，劳累的时候蛋白还会出现加号，看了好多地方，吃的药都要用车拉了，都没看好，愁得我吃下不，睡不着，您快救救我吧。"

王耀献教授一面翻看病历，一面耐心询问病情，仔细地把脉、看舌，微笑地对患者说："您先别着急，我仔细地看了你的病历，你这个病本身并不重，就是尿里有少量的红细胞，偶尔出现一个加号的蛋白尿，肾功能都挺正常的，血压也不高，病情比较轻。只要合理用药，注意休息，避免劳累、感冒等，预后是挺好的。"

"话是这样说，可有时候放不下来啊。我是做外贸工作的，工作压力本身就大，又总担心身体，觉得我这个病好不了了，怕早晚要得尿毒症，我这病能去根吗？"患者说。

"您可能有个误区，其实大多数疾病是不能完全治愈的，伴随终生，就像慢性咽炎、慢性支气管炎等。慢性肾脏病同样可能会伴随你一辈子，但通过治疗是可以控制的，所以不必害怕。而且你现在的病已经很轻了，处于稳定期，这种状态就挺好，但你心理负担过重，吃不下，睡不着，不仅影响生活质量，反而会造成免疫力低下，使疾病更容易反复了，与其这样被'病'控制了，不如高高兴兴地生活，心态放松，才更易控制疾病。"王耀献耐心地对患者解释。

"那我就听您的建议，反正担惊受怕也是过一天，开开心心地也是过一天。"女患者表示。随后，王耀献给患者开了中药，患者高高兴兴地离开了诊室。记者注意到，女患者刚才进门时是拖着沉重的步子，出门的时候却变成了轻盈的脚步。

一提起肾病，很多人脑海里总是想起"透析""换肾"这些令人

名医出诊·肾病 男科

121

畏惧的情景，似乎它是导致"人财两空"的绝症。但其实，慢性肾脏病没有那么可怕。正如王耀献教授常常安慰患者时所说的"慢性肾病不可畏，带病生活质亦高"。

【肾脏病：血压控制更重要】

门诊现场：一位 47 岁肾病女性，有高血压家族史，近日血压高达 160/120mmHg，出现头晕、乏力、腰酸不适等症状，化验指标也比之前波动明显。

王耀献：肾脏病患者可引起继发性高血压，而原发性高血压若长期控制不好，也可以引起肾损害，所以高血压是肾脏病恶化的非常重要的危险因素之一，尤其对于肾脏病及蛋白尿患者，更要严格地控制血压，最好收缩压控制在 125mmHg 左右，舒张压控制在 75mmHg 左右。

有些患者高血压比较难控制的，常需要几种降压药联合使用，只要把血压稳定在目标值范围内就是胜利。也要避免情绪紧张、激动等诱发血压波动，生活起居规律、低盐饮食、注意水的出入平衡。要常监测，及时调整降压药剂量和种类，保持血压平稳。

【平台期：肌酐稳定即成效】

门诊现场：一位 45 岁男性肾病患者，经治疗，肌酐从 809μmol/L 降到 300μmol/L，再也不降了。

王耀献：这个患者是在原有肾脏病基础上，并发了急性肾衰竭。经过治疗，诱发急性肾衰竭的可逆因素解除了，血肌酐逐渐恢复到原有基础肾脏病的水平。比如这个患者血肌酐在升到 809μmol/L 之前，基础值可能就是 300μmol/L 左右，故这种情况不要紧紧盯着血肌酐值是否会完全恢复正常，经治疗血肌酐能稳定在 $300\mu mol/L$ 这个平台期，就是不错的治疗效果。

患者要了解哪些因素会致肾功能受损：如感冒发烧时用退烧药、腹泻呕吐导致脱水、血压控制不好，平时高蛋白饮食摄入太多等。积极主动避免导致肾功能恶化，规律用药，定期复查。

【易反复：复发病因立寻找】

门诊现场：一位 24 岁男性患者，5 年前得了肾病综合征，经过治疗病情有所缓解，但是常因感冒导致肾病反复发作。

王耀献：有些慢性肾脏病的患者遇到感冒、发烧、劳累等情况都可能引起病情的反复。这时候就要及时寻找病因，祛除诱因，控制病情发展。

比如反复扁桃体化脓的患者，建议切除扁桃体，去除感染病灶；有人有龋齿，就需要拔掉；反复咽炎的患者可以给以中药泡茶来预防；甚至夏天蚊虫的叮咬都要小心；体弱反复感冒的患者，可以按照扶正祛邪、益气固本的治疗方法来调理，都可以有效地防控诱发因素，从而保护肾脏。尽量少去公共场所，如果发生感染，一定要早期积极治疗，将对肾脏的损伤降到最低。

【服药物：中西医结合看疗效】

门诊现场：一位 42 岁的女性肾病患者刚发现肾病综合征，经外院检查诊断为"狼疮性肾炎"，建议服用激素，但她怕激素的副作用，特地来看中医。

王耀献：药物是一把双刃剑，临床上一定要根据病人情况，权衡利弊，该用时一定要用。治疗肾脏病多用糖皮质激素，这类药物确实有很多副作用，会抑制自身免疫力，容易造成感染、骨质疏松，影响儿童生长发育等。

像狼疮性肾炎活动期及肾脏病的一些对激素治疗反应好的病理类型，激素的应用就是必要的。同时配合中药治疗，既可以减轻激素副作用，又可以使病情缓解迅速，但中药也不能滥用，尤其是肾脏病病人，要在正规的医师指导下合理用药。现在，由于滥用中药导致的肾功能损害也是屡见不鲜的。

【记者手记】

王耀献教授跟记者讲了美国特鲁多医生的墓志铭，这是对医生工作的精辟概括，翻译成中文是"有时，去治愈；常常，去帮助；总是，去安慰。"王耀献说，"有时、常常、总是"是三种为医的境界，也是我们临床中天天尽心做的工作。

慢性肾脏病的患者也要客观认识疾病，很多病是不能根治的，但只要摆正心态，学会与病为伴，与医为友，是可以很好控制的，患者同样可以享受高品质、快乐的生活。比如说及时发现得了肾炎，就可以早期治疗和干预了，积极保护肾功能，对长期预后是好事；肾病综合征患者病情虽会不断反复，但找到了诱发的因素，这就是好事，就可以有针对性的预防和治疗。所以说"慢性肾病不可畏，带病生活质亦高。"

北京中医药大学东直门医院肾病内分泌科主任医师李侠教授、主治医师王翚对此文提供帮助，谨此致谢。（谢婉婉）

中华医学会男科学分会主任委员王晓峰:

有些病必须等等看

➕ 专家简介:王晓峰,北京大学人民医院泌尿外科主任、
主任医师,中华医学会男科学分会主任委员,中华医学会泌
尿外科学分会常务委员。

➕ 擅长:男科疑难病的诊治,前列腺炎、性功能障碍、不
育等。

【门诊见闻】

王晓峰在半天门诊中,至少给3位患者讲不急于治疗,要"等
一下"。

第一个患者急火火地说:"大夫,能不能立刻给我手术?我现
在心理压力特别大,饭都吃不好。"王晓峰微笑着看着他,"你现
在的病没有100%确诊,不能随便手术。"患者急了,说:"没关系,
你就给我做吧,做坏了算我的!"王晓峰说:"那可不行。手术用
药很贵,还有一定的副作用。你去做个活检检查,等确诊了再做。"
患者终于被说服了。

第二位患者脸色苍白,两腮上的潮红显示着他正发着烧。这个
患者得了尿路结石,在别的医院动手术没有成功,医院要他再做一
次腔镜手术,他期盼地看着王晓峰:"如果再做手术的话,我希望
您来帮我做。"王晓峰很坚决地告诉他:"你听我的,你现在发着烧,

名医出诊·肾病 男科

尿道红肿、炎症很厉害，非常脆弱，接着动手术的话有可能伤害输尿管，造成更大的伤害，等炎症消炎了再来找我。"

第三个患者并没有大病，却抓着王晓峰袖子连珠炮般发问："王大夫，您说我这个病还能工作吗？要是不能工作，我不就成了废人了吗？您给我开点药吧，打针、动手术怎么都可以，我不太在乎钱，可是一想到得病就特别难受。"王晓峰拍拍他胳膊，耐心解释说："你这个病不费钱，就是耗时间。不要想立刻就能治好，最重要的是解决心理压力和改变生活方式，心态好了，照常工作，病也没了。"

治疗时机很重要，但是很多患者不理解。王晓峰说："患者要求治好病的迫切心情我十分理解，但是还是要科学处理。医生也希望可以立刻治好患者的病，但是这不现实。当医生需要你'等待'一下时，你不妨放宽心，休养身体，使身体处在一个最合适的状况，再接受进一步治疗。"

对于完美主义的人而言，疾病是最不能容忍的一件事。今天查出了病，恨不得明天手术，后天治好。事实上，疾病和我们的身体是不可分割的，不怕有病，就怕不信大夫，更怕不能客观地面对疾病。对于大多数男科疾病，都有很多方法去控制，王晓峰在此有四个提示：

【怀疑前列腺癌先做活检】

门诊现场：一位年近七旬的老人前列腺增大、有结节、有钙化，一直怀疑自己得了前列腺癌。医生指诊感觉有问题，核磁检查没问题，B超检查又说有问题，PSA检查说没问题。结果模糊不定，患者现在心理压力很大。

王晓峰：怀疑前列腺癌，建议做活检诊断。由于早期前列腺癌一般没有特异性典型症状，早期发现根治率很好，但早期发现不是一个容易的事情。50岁以后男性应该重视体检中的前列腺检查和前列腺肿瘤标志物PSA的检查，可是如果想确诊，准确率最高的检测方法还是前列腺活检，可有效断定是否患癌。有些人担心穿刺之后会否引起癌细胞转移，这个一般不会。

【前列腺增生症40岁开始】

门诊现场：一位40多岁患者两年前发现尿频，夜尿次数增多，排尿不畅，听说前列腺增生通常发生在50岁左右，没重视。最近问题越来越严重，发生了血尿。

王晓峰：前列腺增生一般在40岁左右开始发生增生的病理改变，50岁左右出现相关症状。如果得不到及时治疗，会引发尿路感染、尿潴留、膀胱结石、血尿，甚至肾衰竭等并发症。所以，男人40岁以后就应该关注前列腺问题，不要长时间憋尿，少喝酒、咖啡，少吃辛辣食物和解痉类药物，大小便时尽量用力排干净。一旦发现尿频、夜尿增多、排尿不畅等症状，应及时到有泌尿专科的正规医院就诊。越早治疗，效果越好。

【前列腺问题不要过度治疗】

门诊现场：张先生自从出现排尿不畅、小便疼痛、起夜频繁之后，无心工作，到处看病，在一家据说专治前列腺炎的医院住了不到一周，花了一万多元。

王晓峰：我只给他开了两周一个疗程的药，之后有问题再拿着这方子去当地普通门诊开就可以了，一个疗程才220元。根本没必要输液，甚至做什么短波、穿刺等治疗，有些不必要的手段甚至会加重病情。前列腺问题很难彻底治愈，不用有太大心理压力，更不必把它当成严重疾病。最好的办法是"找事干＋热水坐浴＋改变不良生活习惯＋多活动＋药物治疗"，坚持下来一定有疗效。坐浴可以长期坚持，每次半小时左右。

【尿色发红注意排查肿瘤】

门诊现场：一位60多岁的患者3天前发现尿色发红、尿液中有小血块，但是不痛不痒，在当地就诊后，吃了两天药仍不见好转，于是带着B超检查单来诊治。王晓峰询问病史和检查B超单后，发现患者有肿瘤问题，将其收治住院。

王晓峰：尿色发红、血尿是泌尿系统常见病，有可能是炎症、结石造成的，但是老年人出现血尿，首先要排查肿瘤。泌尿系统肿瘤，无论是尿道肿瘤、膀胱肿瘤，还是肾脏肿瘤、输尿管肿瘤，早期大部分都会出现血尿，而且不痛不痒，往往被患者忽略。还有的患者出现一次血尿后尿色便清亮了，就不把它当回事。只要出现血尿就要去正规医院排查是否有肿瘤病变。

【记者手记】

到医院看病，总担心大夫冷冰冰的，特别不懂人情事理。如果有机会看王晓峰的门诊，就不用担心这个问题。

"我喜欢跟患者套近乎，找到跟患者的共同点，他心理上就会对你更信任，才会把自己的病情全部地摊开给你看，对患者的康复有很大的帮助。"王晓峰笑着对记者说。

为一位地质工人看病，王晓峰看着他笑，"咱俩其实是同行啊，你看，你的工作是找矿产，我的工作是找病根。矿产都深入地下，

名医出诊

而人的病根也掩藏在人体内部，都需要咱们细细地发掘啊。"患者紧张的表情慢慢缓和下来。

这位患者对于活检检查有些不解，王晓峰耐心跟他解释："这就跟你们找石油是一样的。需要抽取几个地方的样本搜集一下，分析下面是否有石油。活检也是，需要抽取一些组织，才能判断病灶在哪里。样本取得越全面，石油或病灶确定得就越精确。"患者终于放下了思想包袱。（杜文明）

北京协和医院风湿免疫科主任张奉春：

给患者开个定心丸

✚ 专家简介：张奉春，北京协和医院风湿免疫科主任，中华医学会风湿病学分会前主任委员，第二届"首都十大健康卫士"和全国医药卫生系统先进个人获得者。

✚ 擅长：系统性红斑狼疮，干燥综合征，多发肌炎／皮肌炎，系统性硬化症，类风湿关节炎，血清阴性脊柱关节痛和系统性血管炎等自身免疫性疾病。

【门诊见闻】

提及风湿性关节炎，很多人都听说过，但要说起风湿免疫疾病，估计没有几个人说得上来。这类疾病多与自身免疫系统紊乱有关，病情复杂，病因也弄不清楚，患者有时病了好久，都不知道自己得的是什么病。

北京协和医院可谓是全国风湿免疫病学的最高殿堂，掌门人张奉春更是受到众多患者的追捧。好不容易挂上张奉春的号，那还不趁此机会问个明白？

"有些什么症状？"张奉春问。

"红斑狼疮！"一口气涌进来的三位中年女性异口同声地回答。其中一人补充道："是在咱们医院肾内科诊断的。"

张奉春笑道："你们谁是患者？让我看看。"

其中一个回答："是妈妈病了，现在在协和医院肾内科住院。听说红斑狼疮归风湿免疫科管，我们怕肾内科诊断得不对，再找您瞧瞧。"

"哦，你们原来是专程来给协和挑毛病的啊。"说话幽默是张奉春的特点，这句话逗得在场的人都笑了，"赶紧把诊断报告给我看看吧。"

仔细看完报告后，张奉春平和地说："你们母亲的红斑狼疮症状非常标准，肾内科诊断很正确，用药也没有任何问题。"

见姐仨还有疑惑，张奉春解释："原发于肾脏的病很少，不少肾病、尿蛋白都可能是免疫疾病引起的，因此肾内科的医生这方面的经验都很丰富，诊断免疫系统疾病是没有任何问题的。"

这三人还有点不放心，反复问："这个病能治吗？最坏的结果是什么？"张奉春肯定地说："这个病不能根治，但能控制得很好，只要合理治疗，就不会有生命危险，完全可以正常地工作和生活。"

"你们老问最坏的结果是什么，那我问你们，感冒最坏的结果是什么呢？"张奉春笑着反问道，"这种话可千万不要在老人家面前说，让她安心治病吧。"

张奉春一上午接诊了 50 人，他告诉记者："风湿性疾病有接近 200 种，类风湿关节炎、红斑狼疮、强直性脊柱炎、干燥综合征、肌炎等等都是。症状也是涉及全身，五花八门，发烧、关节炎、血象异常、尿蛋白都有可能。"以下就门诊中常见问题给大家一些提示：

【单纯关节痛不是风湿病】

门诊现场：张奉春对一个从吉林跑来看关节炎的患者讲："我的结论是你没什么大病，别再给自己找病了。"

张奉春：骨关节疼是风湿免疫病的常见症状，一般持续时间很长，关节周围组织出现肿胀；伴有免疫学上的变化；到了一定程度，X 光片也能看出骨骼的改变。而有些人一受寒就关节痛，从来不肿，几十年也没有变化，所有检查都正常。这不是大病，所以我们创造出了一个病名叫寒性关节痛，不然你告诉患者什么病都没有，他们会认为医生不负责任。寒性关节痛患者注意保暖，适当理疗就可以了。

【强直性脊柱炎从下往上发展】

门诊现场：有个患者颈部脊柱疼痛，怀疑得了强直性脊柱炎，张奉春认为他只是普通的肩背痛，不必过分担心。

张奉春：强直性脊柱炎主要影响脊柱，不过这种病多数都是从下往上发展的，像这位患者只是脖子疼，其他关节好好的，不太可能是强直性脊柱炎。一般来说，强直性脊柱炎会从骶髂关节发炎开始，引起下背疼痛，早上起床腰身僵硬等轻微症状，进而缓慢发展，向上侵害整个脊柱，整个过程可能持续数年到数十年。强直性脊柱炎属于风湿疾病，可能引起低热、贫血、乏力等全身症状。

【有风湿病少染发】

门诊现场：面对一位满头乌发的老年患者，张奉春建议："你染发了吧？得这病不要染发。"

张奉春：最近几年，风湿免疫系统疾病的发病率年年上升。有人认为这是一种假象，因为原来的诊疗水平有限，可能有漏诊的情况，但也可能跟污染越来越严重有一定关系。风湿免疫疾病病因不明，无法预防，只能尽量远离危险因素，如飘散在空气中的化工原料、经常使用化妆品、染发、文眉等，都有可能诱发疾病，或造成病情的加重。如果已经患上了自身免疫疾病，则肯定是要远离这些东西了。

【看对大夫选对药】

门诊现场：有个类风湿关节炎患者病情加重，张奉春给出了两套方案：换用生物制剂，作用强副作用相对小，但昂贵；加大激素用量，便宜，但副作用大。

张奉春：有些药很贵，比如生物制剂，便宜的一个月都得七八千元，但它就是效果好，是公认的"王牌药"。这就得根据经济状况选择用药了。当然，即使患者经济条件不错，我也并不是一上来就开贵的药，会先用常规药治疗，如果效果不好，再改用二线药或加大药量。但总体而言，贵的药多数情况效果会好一些，副作用少；加大常规药量，副作用可能增大。

【记者手记】

患者最想要的是什么？当然是把病治好了。如果治不好，至少医生能讲清楚。但是，不少医生惜字如金，不肯多说半个字。风湿免疫疾病复杂多变，但张奉春的话却明白肯定。

老寒腿的患者怀疑自己得了类风湿关节炎，张奉春经过诊断，果断地告诉他没有大病，也不用吃什么药，只要注意保暖或理疗即可。

红斑狼疮的患者家属问他这病能不能根治。张奉春没有半点迟疑地告诉他们，这病不能根治但可以控制，合理治疗可以带病长期像正常人一样生活和工作。

患者担心药贵，张奉春很明确地告诉他，目前治疗效果最好的生物制剂就是贵。他还为患者计算出两种治疗方案，一个疗程大致的花费，然后与患者一起商量，哪套方案更适合。

无知产生恐惧，而恐惧又会加重病情。医生带给患者的不仅仅是简单的诊断治疗，有时一句话，一个表情也能对患者产生重大影响。清楚明白的话能够打消患者所有疑惑，也能让患者少走弯路。当然，这对医生也提出了更高的要求。（吴润果）

上海中医药大学附属龙华医院首席主任医师陈湘君：

治风湿病先"调平衡"

➕ 专家简介：陈湘君，终身教授、博士生导师，上海中医药大学附属龙华医院首席主任医师，首届上海市名中医，第三批全国名老中医学术经验继承人导师。

➕ 擅长：风湿免疫性疾病及内科疑难杂症，系统性红斑狼疮、类风湿性关节炎、皮肌炎和多肌炎、强直性脊柱炎、干燥综合征、系统性硬皮病等各类风湿病。

【门诊见闻】

陈湘君教授正在给一位患者把脉，一位50多岁、穿着病号服的女患者走进来问道："我从黑龙江过来，明天要出院了，想请您再看看。"

陈湘君笑着点点头，示意助手带着患者去加号。"这个患者比较特殊，她有糖尿病，服用激素类药物每当减量减到一片时，病情常会出现反弹。"陈教授对跟她出诊的医生说。

"你住院一周了，感觉怎么样？"陈湘君边看检查报告边问。

"感觉挺好，腿脚肿胀也减轻了，不知道其他指标怎么样？"患者紧锁着眉头问道。

陈湘君仔细看着检查单，沉默了好一会儿说："你的情况很特殊，因为你有糖尿病，服用激素类药物应谨慎，但红斑狼疮引发的肾脏病变又比较严重，不得不用激素类药物。所以，我们很谨慎地控制激素药物用量，同时配服中药。"

陈湘君建议这位女患者等病情稳定，蛋白尿得到明显控制，再尝试着逐步把激素减量。

"是这样呀，我上次就是自行减药了。"患者一听全明白了。

陈湘君笑着说："以后可不要这样做了。"紧接着，她又解释道："现在你的病比以前要缓解了一些，蛋白尿明显得到了控制，说明中药治疗起了作用，但仍需一段时间，待病情稳定巩固后，再递减激素。"

患者脸上疑云逐渐散去，紧锁的眉头也慢慢放开了……

名医出诊

陈湘君说，风湿病患者的激素控制是个难题。症状减轻仅意味着病情有所缓解，尚需继续治疗，停药或受到外界各种因素的干扰，疾病仍会反复，只有应用控制病情的药物（慢作用药物），才能减缓或阻止病情的进展。

陈教授说，风湿免疫疾病是一类顽固的慢性病，需要长期甚至终身服药。很多患者最关心的问题就是药物如何服用，在什么时候减量，在什么时候维持。有些患者因害怕副作用而擅自停药，甚至有些患者以为吃中药就可以了，在没有和医生沟通的情况下，把西药完全停掉了，结果造成严重的病情反复，是不可取的。

【干燥综合征：口干先调节平衡】

门诊见闻：几位干燥综合征患者前来就诊，他们普遍反映口干舌燥，鼻腔也很干燥，异常难受，要不停地喝水缓解。

陈湘君：干燥综合征是自身的免疫细胞攻击并破坏自身正常的分泌腺。流行病调查显示，10个病患当中大约有9个是女性，平均年龄为40～50岁。通过唇腺活检、血液抗体检查、泪腺功能测试、唾液腺功能测试来确诊。

干燥综合征在中医属"燥证"范畴，病理关键在于阴虚燥热，治疗重点为滋阴救液，清燥生津，所以滋阴药当属改善病情的首要药物，通过滋阴改善体内阴阳失衡，增加体内物质之基础——津液的来源，以此改善口鼻眼腺体的分泌，提高机体的抗病能力。

【红斑狼疮：活动期再服点中药】

门诊见闻：一位十岁的小姑娘，患有红斑狼疮，她服用的激素药量比较大。平日里，她感冒发烧成了家常便饭，就诊当日早晨，在来医院的路上出了点儿汗，结果到了医院就发烧了。

陈湘君：这个小姑娘的红斑狼疮处在活动期，激素的用量比较大，用以抑制人体过亢的免疫反应。这样，她的免疫力比较低，所以非常容易感冒，还容易引发各种感染。

这时，中西医结合就能够起到很好的相互配合作用。通过中医辨证，我们可以给予益气养阴、清热解毒的药物以扶正祛邪，和西药相辅相成，既能控制病情，又能增强自身免疫力，使病情得以稳定。

【类风湿性关节炎：既要正虚又要祛邪热】

门诊见闻：一位面色苍白的类风湿性关节炎患者来找陈教授，她说自己经常感到乏力，还经常出现莫名的寒冷，此外，手指关节和膝盖处经常胀痛。

陈湘君：类风湿性关节炎病人本质上大多都是正虚，其中又有气虚、阳虚、脾虚、肾亏之别，而该患者面色苍白，没有光泽，少气懒言，畏寒乏力等为脾肾亏虚，但是患者局部有"红肿疼痛"的存在，这是局部有邪热的原因。

考虑到患者全身阳虚表现与局部邪热症状同时存在，所以治疗时既要考虑其"阳虚"之本，也不可忽略其"邪热"之标。标本兼治，才能够获得更好的疗效，减轻病人的痛苦。

【风湿病：护养脾胃很重要】

门诊见闻：陈教授很关心风湿病患者的饮食、消化、排泄情况，脾胃运化功能是否异常。

陈湘君：慢性风湿性疾病的治疗一般需持续服药，且时间较长，甚至长达十几年，而所用祛风通络、活血化瘀、清热解毒的药物大多有损脾胃，如果用药不当，很容易损伤脾胃，影响长期治疗。

所以，时时顾护胃气就成为风湿病治疗中不可忽视的重要环节之一。陈教授在治疗风湿病患者时，必察其脾胃功能之强弱、胃气之盛衰。如患者有胃胀疼痛、舌苔腻等脾胃虚弱湿邪阻滞的症状，则首先调理脾胃，或在祛风通络、清热解毒方中加入健脾益气，和胃之品，以使脾运健旺，有助于药物吸收发挥药效。

【记者手记】

风湿免疫病患者需要长期服药，服用的激素类药物对免疫系统又具有抑制作用，要比一般人更容易感染外邪，可吃一些补品，增强抗病能力。

一个小男孩患了一种比较罕见的风湿免疫疾病，需要长年用药。他的父母问大夫能不能吃补品，比如铁皮枫斗。陈教授说，铁皮枫斗适合他。因为他长期用激素，舌红口干心悸脉细数，总体是阴虚的表现，需要养阴生津，而铁皮枫斗正是针对阴虚的症状。但其他补品，在服用前一定要咨询医生，切不可乱服用。

很多风湿免疫患者盲目进补，不经过医生的专业指导，自行去吃一些冬虫夏草、人参等补品，反而会影响疗效。

中医讲究辨证施治，同样，进补也要综合考虑每个人的病情和身体状况加以辨别。门诊上开药方的时候，陈教授会详细问清楚患者的各种症状表现，会看他们的舌苔，会询问大小便情况，会了解女性患者的经期是否规律，会问他们手心脚心是否感到冰冷……这些都是在针对不同个体选择最适合的治疗方案。而补品的选择，对于病人而言，同样也要如此，否则，补了没用，还会影响病情。（刘永晓）

中华医学会男科学分会主任委员姜辉：

看男科是场持久战！

✚ 专家简介：姜辉，主任医师，教授。北京大学第三医院泌尿外科副主任、生殖医学中心副主任，中华医学会男科学分会主任委员。

✚ 擅长：性功能障碍、男性不育、前列腺炎、前列腺增生，试管婴儿，包括睾丸活检、附睾穿刺取精等，中老年男子雄激素缺乏综合征等。

【门诊见闻】

如果不去北京大学第三医院生殖医学中心，真不知道"不孕不育"会困扰这么多人。

早七点钟，挂号队伍已排到了大门外，还转了一个弯。姜辉的办公室在地下一层的男科专家诊室，记者挤过挂号大军，顺着站满人的楼梯往下走，一路跌跌撞撞，穿过层层人墙，终于见到了姜主任。

八点钟开诊，一名青年男子走了进来。"大夫，我是不是要不了孩子……"话还没说完便是一阵哽咽。

姜辉忙说："别着急，把检测报告给我看看。"看完报告，"你这数据很正常，精子量充足，活动能力有点差，但还可以，睾酮有点低，吃点药吧。没避孕几个月了？"

"六个月。"

"有正常性生活六个月，大约有 40% 的人怀不上孩子，过一年，也会有约 20% 的人怀不上孩子。一般来说，夫妻同居、正常性生活一年以上没怀孕才叫不育。电视里说男人上前方去打仗，放一天假回家，女人怀孕了。说实话，这个有点悬！"

男子哈哈一笑，神情也缓和了。

"把你老婆的诊断报告给我看看"姜辉拿起 B 超图仔细看，"哦，有息肉。你想想，子宫里边有息肉，受精卵要着床，就得翻山越岭，那肯定是不容易了，这个要先治治。来，我跟你再说一下。"

青年男子凑近了，姜辉对着图讲了讲男性生殖器官的解剖结构，接着小声说："女性月经期一般 28～30 天，14 天左右是排卵期，你们就在这段时间多做爱，能增加受孕概率，不要紧张，三个月后再来复查。"

"好，听大夫的！"

开完药方，姜辉拍了拍男子的肩膀说："放轻松点。希望你们能怀上！"

从早上 8 点到中午 12 点，姜辉一共看了 30 位患者，门诊记录显示：33 岁左右是主流，占据了 23 席，病因基本上为少弱精症、睾丸功能减退、雄激素偏低、性功能障碍等，还有 4 个 20 多的，3 个 40 多岁的，病因则多为器质性病变，如染色体变异、无精症等。"所以，如果有条件的话，还是 30 岁前要孩子！"姜辉提醒。

【精液量少查射精管囊肿】

门诊现场：一位 40 多岁的患者平均一周过两次性生活，两年没能要上孩子，性生活一般，尿尿时尿液经常偏向一侧。

姜辉：看精液分析报告，精液量太少，只有 0.4 毫升，即便是精液密度、精液总数以及精子活动力再好也不行。就好比一顿大餐，只能拿一个酒杯去吃饭，也很难吃饱。睾丸是生产精子的，附睾是让精子"插上活动的翅膀"的，让它有活动能力，精囊液和前列腺液可以给精子提供能量和营养，这几个地方如果有一个出问题就不行了。如果精液量少，果糖阴性，很大可能是射精管囊肿，把射精管给堵住了，就要做 B 超查一查。

【腰酸盗汗测雄激素指标】

门诊现场：一位 30 多岁的转业军人天一冷，就感觉睾丸有点"抽搐"，经常感觉疲劳，结婚一年多了老婆还没怀孕。

姜辉：像这类患者，就需要看一下是不是有腰酸背痛、夜间盗汗的情况，刚才问过了，的确有。而且他以前是军人，脾气比较急，而且性生活也不好，这样的情况就需要考虑是不是有雄激素缺乏了。可以做生殖内分泌检查，必要时进行睾酮补充。成年人缺乏雄激素，多半属于迟发性性腺功能减退，影响性生活，也会影响精子活动力和精子的形态。如果治疗效果不好，可选择人工受精或考虑做试管婴儿。平时生活要戒烟戒酒，性子也不要急，去钓钓鱼，静静心，定期测查睾酮水平。

【没有精子做做附睾穿刺】

门诊见闻：一位 20 多岁男子因为跌倒致脊髓受伤，挂着拐杖，多次进行精液检查，无精子，小时候得过腮腺炎。

姜辉：对于无精子的人来说，做附睾穿刺是最后一根稻草。如果在睾丸里可以找到精子，可以通过试管婴儿帮助患者生育后代，毕竟供精是最后的选择。提醒一下，小时候得过腮腺炎或者吃过棉籽油，都会影响睾丸产生精子，导致睾丸功能减退，要特别注意。如果是隐睾症，两岁前一定要请专业医生来治疗，否则成年后会出现无精，睾丸癌的概率也很高。此外，确定无精后，要做相关的染色体检查，一般无精症的人，1/4 的人都有染色体问题，最好去专科门诊进行检查。

【性功能障碍莫随便"扣帽子"】

门诊见闻：一位 30 多岁男士最近两个月性生活质量很差，大部分时候无法正常勃起。

姜辉：其实，是否是勃起功能障碍，有个重要的判断标准，就是 3 个月。也就是说，如果勃起困难也就是那么几次，时间也没超 3 个月，就不要随便给"扣帽子"。心理暗示特别重要，会使偶尔的事件成为常态。妻子在这方面要给予帮助，鼓励丈夫，不要施压。如果怀疑有勃起功能障碍，可来医院通过专业的化验检查和仪器检测来判断，通过服用药物，治愈率也很高。此外，现在越来越注意到，"勃起功能障碍是上天给男性的最大关爱"，因为它等于是很多潜在疾病的预警信号，比如高血压、糖尿病等，从这个方面来看反而是件好事情。

【记者手记】

"看男科，绝对是个持久战！"看完最后一个病人，姜辉向记者感慨。

原因就在于，影响男科问题的因素太多了，变化也太大了，比如睾酮好不容易上来了，前列腺又出问题了，男的好不容易调好了，女的又"不行了"。

就拿最常规的精液检测来说，感冒、天气、睡眠不足、饮酒、过度疲劳都有可能影响精子质量，而且还需要有3～7天的禁欲生活，所以国际通用的办法是连续检查三次，这样才能真实反应生殖能力。这样的话，起码就得一个月的时间，很多其他指标可能也有变化了。

本来就是个"很耗时间的活"，但很多人又把精力浪费在了小医院小广告上。门诊中，记者就遇到了三四个这样的患者，"那些非正规医院的大夫'忽悠'我们说，如果在他们那里治不好，北京所有的医院都没法治了！"一位病人气愤地向姜辉诉苦，"数据可能一次比一次好，但到大医院专科一查就露馅了！"

其实，男科大夫何尝不是在打持久战！一个上午四个小时的时间，姜辉只喝了一杯水，中间一路小跑上了一趟厕所。

在姜辉眼里，好的男科大夫，就是要仔细问，把各方面因素都考虑清楚。"让病人最省钱、最省力、最省时间看好病，就是我们的目标！"（杨绪军）

第 六 章 肝病

- 肝病要进行规范治疗
- 肝病三个月复查一次

上海中医药大学附属曙光医院终身教授王灵台：

肝病要进行规范治疗

✚ 专家简介：王灵台，上海中医药大学附属曙光医院终身教授，曙光医院原院长，上海市名中医，中华中医药学会肝病专业委员会副主任委员，上海中医药学会感染病分会主任委员，上海市中西医结合学会肝病专业委员会副主任委员，上海市中医肝病临床医学中心主任。

✚ 擅长：中医、中西医结合治疗各种急慢性肝炎、肝硬化及胃肠疾病。

【门诊见闻】

"我的门诊是限号的，每次出诊严格控制在 30 个之内。"早上 8 点整，71 岁的王灵台教授刚到诊室，就动作麻利地换上了白大褂，一边换衣服一边和记者交流，坐下来立即开始叫号了。他告诉记者，自己的门诊一定要保证时间，这是对患者负责，同时也是对自己负责。时间仓促就会有疏忽，就可能看不到一些细节问题，多少会影响患者的康复。

当天接诊的第一位患者 20 多年前因手术输血感染了丙肝，最近一段时间肝腹水的情况比较严重，但却迟迟不愿住院接受治疗。

"建议你住院你不住，我也不敢给你用药，因为没法保证严密地观察一些药物的临床反应，早住院早治疗，早点好。"对方是王灵台的老病号，但这次显然没有住院的打算，一直笑而不语。

"你现在的各项指标变化不是很乐观，肝硬化有恶化的倾向，最好住院接受治疗。"王灵台接着仔细审看病人最新检验结果，一边详细询问大小便情况、肝区是否疼痛、是否有口干或牙齿出血等症状。

病人临走前，王灵台不住地叮嘱他多休息，饮食一定要清淡，按时复查。病人出去之后，他摇了摇头："可能病人有各种难处，医生呢，也只能把最好的建议给你，不能干涉病人的自由，怕就怕自己心里没数，拖着拖着就拖成晚期肝硬化甚至肝癌了。"

另一个病人进来了，看到各项化验指标后的王灵台笑了笑："不错不错，现在我们各项指标恢复得都很好，已经拿到银牌了，就差一个表面抗原了，要想法让它转阴，再加把劲。"

患者也很有信心，王灵台详细讲解了调整药物的原因，把他日常需要服用的中药停掉了，给他开了三个月的增加免疫力的药，希望能够最后搏一搏。"下次过来，希望这枚银牌变成金牌。"王灵台笑着说。

王灵台教授告诉记者："前几年门诊大都是急性肝病、慢性肝炎的患者，而近几年，更多的是肝硬化、肝癌患者。"得了肝炎，学会自我管理，在医生的指导下进行规范治疗，不可我行我素。

【E 抗体指标很关键】

门诊现场：门诊病人中，有 5 位是慢性乙肝患者，经过系统治疗已经逐渐稳定，只有乙肝 E 抗原是阳性。

王灵台：一般来讲，E 抗原转阴会伴随着乙肝病毒载量的下降，同时也预示着体内获得了一定程度的对乙肝病毒的免疫力。这时候，往往是乙肝抗病毒治疗的停药指标之一，但这不是乙肝治疗的最终目标。对于E抗原阳性的慢性肝炎，治疗的目标就是肝功能正常，从临床上来看就是乙肝病毒DNA转阴，E抗原变成E抗体，这样就意味着疾病得到了比较好的控制。在这个时候停药的话，病情复发的概率相对少。但是如果没有这个指标，你擅自把药停掉，可能会出现严重问题。

【戊肝轻视不得】

门诊现场：有位40多岁的患者突然发热、全身乏力、食欲不振，小便深黄，检查发现转氨酶和总胆红素升高了。

王灵台：这是吃出来的戊肝。如果吃了海鲜或没有烤熟的羊肉及其他肉类，应警惕戊肝的侵袭。如果在食用上述食物短期内出现乏力伴厌食油腻、恶心、呕吐等消化道症状，应高度怀疑患了急性戊型肝炎。有人误认为戊肝危害较轻，现在发现并不像原来认识的那样轻，特别是老年性戊肝的病情很严重，病人多有非常明显的消化道症状，胆道系统损伤突出，黄疸多持续加深，且黄疸期长，在恢复期的残留黄疸不易消退，常发生胆管炎、胆囊炎等并发症。

【慢性肝炎先保守治疗】

门诊现场：一位30岁的慢性肝炎患者拿着一堆检验报告，王灵台排除了各项原因，建议她要找到确切原因，只能行肝穿。

王灵台：有一些病人被确诊为慢性肝炎，可是有关肝炎的各种常规检查都做过了，并没有发现任何原因。像这个病人，只有一些轻微的脂肪肝，但从检测上也看不出脂肪性肝炎的征兆。如果病人一定要搞清楚是什么，只有做肝穿刺。肝穿之后也只是有可能确定病因，还有一部分病人即使做了肝穿但仍旧没有办法确定病因。其实从临床上考虑，我们可以先治疗，不管是什么原因引起的，总是要把肝保护好。所以最好的策略是先治疗三个月，看一下治疗结果再做决定，这样病人也容易接受。

【患者停药要听大夫的】

门诊现场：一位慢性乙肝患者本来病情已经很稳定，私自停药半年多，最近发现病情又有反复。

王灵台：各种慢性肝炎患者经过一段时间的抗病毒治疗，病情稳定后，就有人便想着停药了，甚至有些胆子比较大的人就直接停药了。还有的病人不能坚持服药，三天打鱼两天晒网，前三天忘记吃药了，后面几天就加量。举个简单的例子，人们吃饭前三天不吃，第四天再多吃两顿也没用。对于慢性肝炎经过治疗进入稳定期的病人，可以在定期去肝病门诊的情况下停药，但一定要注意随访，也就是定期检查，最好每三个月都做一次全面检查。药可以停，但一定要重视随访。

【肝病防治常见问题】

肝脏疾病为何会引发肠胃问题？

王灵台：从西医上来说，是胃或胆囊出了问题。从中医上看，肝胆脾胃都是息息相关的，肝功能不好就会影响其他消化器官，主要表现在消化系统的功能性减退和功能性紊乱上，比如胃口不好、大便干、便秘等。

年轻的肝炎患者一般是什么原因引起的？

王灵台：乙肝和丙肝患者大部分都是母婴传播，但随着医学的进步，母婴阻断使得这种情况越来越少。此外，乙肝的性传播和家庭密切接触是两个主要传染途径。

什么时候一定要行肝脏穿刺？

王灵台：如果临床检查指标能够明显看出病毒在复制，在肝功能正常的情况下，是否需要用西医的抗病毒治疗，肝穿是个必要指标。若发现有严重的纤维化，就要采取抗病毒治疗，但如果达不到明确的标准，即使他是大三阳、小三阳，我们也不主张抗病毒治疗。

慢性肝病患者来看病，最好带上哪些检验报告呢？

王灵台：我们需要就是三个月之内的肝病的检查报告，包括肝功能、病毒指数、B超、甲胎蛋白、肝纤维化指标，基本上就这么五种。其他的检查要根据患者的实际情况来决定。 （刘永晓）

中华医学会肝病学分会主任委员贾继东提醒：

肝病三个月复查一次

✚ 专家简介：贾继东，北京友谊医院肝病研究中心主任，中华医学会肝病学分会主任委员。

✚ 擅长：慢性病毒性肝炎，自身免疫性、胆汁淤积性、遗传代谢性肝病及肝移植前后的问题。

门诊见闻：

在北京友谊医院贾继东的诊室里，总是笑声一片。记者非常幸运，白大褂加身，坐在他旁边，做了一天"随诊小大夫"，见证了贾继东诊室里的笑声。

有一家人给记者留下了深刻的印象，她们是母女三人，均患有慢性乙型肝炎，分别处于三个阶段。母亲已经转阴，但已经肝硬化；大女儿是肝硬化，没有转阴；小女儿最幸运，没有肝硬化，病毒也控制住了。

小女儿担心地问："贾大夫，人家都说得了乙肝之后就会肝硬化，肝硬化最后会变成肝癌，这是'肝病三部曲'吗？"

贾继东问："一个人当了村长，他就一定能当县长吗？接着一定当市长吗？"

一家人全笑了，小女儿笑答："那可不一定。"

贾继东笑着解释："肝病也是这样，并没有什么必然性。但是这个要靠自己多注意，规范治疗，多监控，每3个月查一次转氨酶，每6个月做个B超检查，同时化验甲胎蛋白，早发现肝硬化、肝癌的小苗头，这样有问题也能及时治疗。"

贾继东严肃地问大女儿："你按时吃药了没有？"

"按时吃了。"大女儿回答得有些迟疑。但在贾继东的追问下，大女儿终于承认停了一段时间，之后又开始突击吃药。

贾继东惋惜地说："你本来不太严重，只要按照医嘱服药，定期检查，问题不会太大。可你自作主张，反而加重了病情。当然，吃太多药也是不对的，声称保肝的药物要慎用，在医生指导下选药，坚持服用。身体就跟小树苗一样，你一会儿渴它，一会淹它，它怎么能健康成长呢？"

大女儿点点头。母亲和小女儿按着她的手向贾继东保证："您放心，我们一定互相监督着吃药、做检查，一定听大夫的话。"贾继东这才开始写医嘱。

肝病大部分都是慢性病，除了规范治疗、定期检查之外，还需要病人保持健康的生活方式，日常生活中也有很多需要注意的地方。在跟随贾继东出门诊的一个上午，记者整理出患者反复询问的几个问题，在出完门诊之后，贾继东一一给予解答：

【有人为何不需要吃药？】

门诊现场：一位慢性乙型肝炎患者来就诊，贾继东看了检测单，问了几个问题，便开了下次检测单，没有开药。患者很不理解。

贾继东：这位患者肝病毒很高，转氨酶却很正常，这表明他处于肝病的免疫耐受期。此间，如果采取药物治疗，效果很差，这是因为药物只能起到控制作用，时间长了，肝炎病毒反而会产生耐药性，抗病毒药物就没有作用了，后果反而更严重。所以，这部分患者暂时不需要治疗，只需要3个月查一次转氨酶，6个月做B超检查、化验甲胎蛋白，随时监控病情发展就可以了。当转氨酶开始升高，再开始药物治疗。

【乙肝患者能生孩子吗？】

门诊现场：有三位年轻的慢性乙肝患者都急切地问贾继东一个同样的问题："我可以怀孕吗？"

贾继东：能不能怀孕生子，要具体问题具体分析。有人转氨酶正常了，病情控制得很理想，可以不用服药了，这种情况可以怀孕生子。坊间传说的在妊娠后3个月给孕妇打免疫球蛋白的做法是没有充分临床研究证据的，国际国内的主流专家和指南也不推荐应用。但有人控制得不理想，转氨酶特别高，必须要服药，最好别怀孕。一方面妊娠期服用药物对胎儿可能有不利影响，另一方面为了怀孕强行停药对母亲病情不利，而肝病加重也可能伤害胎儿。

【有肝硬化能吃补品吗？】

门诊现场：一位复诊的肝硬化患者最近出现腹水。原来是他女儿去沿海城市出差，给他带回了高级海产品，希望给父亲补补身体。这个患者偏爱所谓的"天然保健品"。

贾继东："天然"不等于"安全"。肝病患者只要保证正常饮食就可以，尽量吃些少油腻、多纤维的食物为佳，可以适当地补充一些维生素 B 和维生素 E。肝硬化患者一定要少吃盐，因为盐有亲水性，会使体内的水分排出减少，从而导致腹水或者使腹水加重。海产品含盐量较高，不可过食。可以补充一些优质蛋白，从饮食里可补充足够的优质蛋白，如牛奶、鸡蛋等，不建议吃补品。

【看病前准备什么？】

门诊现场：不少患者就诊时只带着影像检查的报告单，有人只带上这次的检测结果。甚至还有人空着手就来了，排了一个上午的队还得重新去做检查。

贾继东：首先，要找大夫开具肝病常规检查或需要长期监测的项目，并去做检测，带着有关检测结果再来看病。

其次，不应该只拿着报告单来，检测的片子也要带着，方便医生检查参考。做过肝活检的，最好也把切片带来。

如果患有比较复杂的疾病，最好把以前的看病记录、病历、检测结果按顺序整理好，全部带来，这样可以让医生对病程的发展有一个完整认识，对疾病的诊断治疗都非常有帮助。

【记者手记】

随贾继东出诊时，有个难忘的场面。

一位女患者得了腹部间质瘤，后来演化成癌症，经过化疗后有了好转，可不久又发现肝脏内长了十几个积水囊肿，导致腹部隆起一个直径10厘米的大包，但她一直笑容满面，非常乐观。

她说得非常明确："我已经被很多医生下过死亡通知书了，我知道自己的身体情况，所以我不要求您给我治愈，那是不现实的。我只是希望您能帮我把积液抽一抽，减轻我的痛苦，让我改善一下生活质量。手术中出任何问题我都可以承担。"贾继东考虑良久，终于接下了这位辗转好多家医院都没人敢接的患者。

女患者很激动，又拿出自己的遗体捐赠证明，一边说，一边竖起大拇指："贾大夫，谢谢您，其实我很明白自己是一只脚已经踏进坟墓的人了，但还是希望可以改善一下自己的生活质量，您肯帮我，太好了。您是好大夫！"

贾继东也竖起大拇指赞叹："您这么乐观，这么支持医务工作，理解医生，是好病人。"

其实，医生与患者都是健康的守护者，两者只有互相配合，才能更好地治愈患者。（杜文明）

第七章 ｜肿 瘤

上海长海医院副院长凌昌全：

看肿瘤忌盲目和过度

✚ 专家简介：凌昌全，主任医师、教授，第二军医大学长
海医院副院长，上海长海中医医院院长，中国中西医结合学
会副会长，中华中医药学会肿瘤分会副主任委员，全军中医
药学会副会长。

✚ 擅长：中西医结合治疗肝胆疾病及肿瘤。

【门诊见闻】

"你的肝功能现在基本恢复正常了，可以暂时不吃药了。"凌昌全教授对一位患者说。

"太感谢了，我这指标两年都下不来，您的一服药我吃了才一个月就全正常了，太感谢您了。"这句话出自一位30来岁，坐下来之前耳朵里还塞着iPod耳机的时髦小伙子之口。

能获得患者好评并非偶然，在好大夫网站上，患者对凌昌全态度和疗效两项的满意度，竟然全都是100%。他究竟强在何处，有什么与众不同的"绝招"？记者专程前往上海长海医院，跟凌昌全一起出诊。

"你现在还好吧？""嘴发干吗？""把舌头伸出来我看一下？""大便干不干？"每一个患者他都要问一遍。作为一名中医，望闻问切当然是看家本领，凌昌全也不例外。

"医生在给患者号脉的时候须平心静气，患者也需要放松心情。"凌昌全说。怎样才能保证两人都心平气和呢？也许从诊室的设计我们能看出一些端倪。

宽大的房间，古典而简约的装修，两个小房间把诊室与嘈杂的走廊隔开。患者依次序从一个房间进到另一个房间，然后再与医生见面。这样细心考究的布局，充分保证了患者与医生的沟通少受外界影响。这只是他注重人文关怀的一个侧面。

作为全军第一个中西医结合专业的博士，凌昌全可不仅仅局限于中医，西医的检查、诊断、用药他也都了然于胸。

"我在对面医院开刀有两年了，想请你用药给我调理一下。"一位患者说。患者说的对面医院，指的是长海医院对面、由吴孟超院士领衔的第二军医大学东方肝胆外科医院。不少患者是在东方肝胆外科医院做完手术，赶紧来长海医院中医科进行调理。有些人甚至是先找凌昌全拿主意，是做手术还是行保守治疗。

祖国的传统医学博大精深，西方医学的发展突飞猛进，如能使二者合力，想必能让患者得到更好的治疗。凌昌全将中医的个体化方案与西医的现代诊疗相结合，在肝胆治疗上独树一帜，对此，他一定有自己独到的见解：

【癌毒导致恶性肿瘤】

门诊现场：一位哈尔滨患者肝脏上长了一个结节，问道："这些结节严重吗？我身体的其他地方也长，是不是体质造成的？需要手术吗？"凌昌全笑着说："你大老远来的，想问什么尽管问吧。"

凌昌全：这位患者是痰湿体质，很多部位都有囊肿，不是肿瘤，问题不算严重。肿瘤总属本虚标实，多由虚而得病，因虚而致实，是一种全身属虚、局部属实的疾病。但容易被忽视的是"癌毒形成"才是恶性肿瘤发生发展的关键病因病机。"正气存内，邪不可干，邪之所凑，其气必虚"是中医一切内科疾病共有的一级病因。因此，中医对恶性肿瘤的诊断与治疗都必须紧扣住"癌毒形成"这一病因病机。

【首诊七日需要复诊】

门诊现场：不少患者来自外地，常常会问首诊后可不可以就凭方子在当地抓药。凌昌全一般都告诉他们，短期内可以，但是时间长了还是需要再定期复诊。

凌昌全：肿瘤患者初次就诊一般以服用七剂为限，首诊七日后一般需要复诊。如有特殊情况，还应当及时就近就医。病情稳定后，一般二周或者一月为复诊期限。对于病后三年以上各项指标均正常的患者，可以两三个月复诊一次，服药也可两天一剂。病后5年的，则往往不需要服药。第一次就诊的患者，得带好各项资料，特别是确诊材料，包括住院记录、病理报告等。同时最好就诊前不宜进食有色食物，保持口腔自然状态，不涂抹妆容，心平气和。

【中西结合共同抗癌】

门诊现场：一位患者由于肝病，身体消瘦，脸和手都变成了黄绿色。外院大夫说，可以做手术，但比较危险，于是过来找凌昌全拿主意。凌昌全看了诊断报告后，建议他先做介入手术，再结合中药治疗。

凌昌全：大部分肝癌首选手术，我建议术后应及时选择合适、合理的中西医结合治疗方案，并贯穿整个康复过程。不能手术的人，在选择放化疗或其他治疗的同时，应该注重合理地配合中医药治疗。患者可以服用益气养阴、以扶正减毒为主的中药，以减轻放、化疗毒副反应。我们有个对比，70%～80%的患者坚持3个以上疗程，配合中药治疗，两年的生存率高于未用药组近20%。

【锁定大夫好好看病】

门诊现场：肿瘤患者一般有个特点，就是什么方法都试过，什么医生都看过，治疗效果却不佳。门诊中，有不少人会拿出各种各样的药问凌昌全："您看这药我能吃吗？"

凌昌全：我建议，如果患了肿瘤，最好是锁定一个医生做全程全面的治疗，无论是中医、西医，都会根据自己的经验和专业知识推荐最合适的治疗方法。如果所有的建议放在一个人身上，就未必是一件好事了。我们经常遇到很多患者，手术结束就去化疗、放疗，还尝试其他治疗，结果短时间内身体无法耐受，肝功能急剧恶化，生存质量明显降低，有的人接受不了接二连三的治疗带来的副作用，短时间内加速了死亡。

【记者手记】

凌昌全设计出了一套精确的就诊程序。首先，随同他出诊的，还有六个年轻大夫，都坐在诊室旁边的房间里。每个患者见凌昌全之前，都会与其中一个年轻大夫聊上15分钟以上。

随后，患者进入另一个房间休息，排队进入凌昌全的诊室。等患者进来，凌昌全又会对他诊查一番，再结合之前大夫写的资料，最终作出诊断并开处方。这样一来，先在年轻大夫那里看几十分钟，又在凌昌全这里看上十分钟左右，基本上就不会有遗漏了，而且患者也都非常满意。无论对于焦躁不安，还是抑郁的肿瘤患者，都能有机会敞开心扉，跟大夫好好聊一聊自己的病情和心里话，对康复有了很大的帮助。

更为赞叹的是，凌昌全建立了一套先进的患者档案管理手段，每个患者的病历都由科室保存一份，避免了患者丢失或忘带病历的情况。此外，通过这套管理程序，每个复诊的患者预约时间都可以精确到小时，从而极大地减轻了患者过早排队带来的烦恼，也减轻了门诊的拥挤。（吴润果）

中华医学会肿瘤分会前任主任委员顾晋：

带癌生存是第一课

✚ 专家简介：顾晋，中华医学会肿瘤分会前任主任委员，北京肿瘤医院结直肠肿瘤外科主任，主任医师、教授。

✚ 擅长：结直肠癌的外科治疗，胃肠、腹部肿瘤的治疗。

【门诊见闻】

"顾大夫，您说了半天，我还是不太明白什么是'近端胃狭窄'。"一位患者术后总是吃不下饭，家人来咨询顾晋。

"算了，我给你画个图吧。"顾晋说着就拿过一旁的小本子，在上面画了起来。记者凑近一看，原来是胃的结构图。

"你看，这是胃底，主要储存食物的地方，这是贲门，这是幽门，这相当于胃的两个阀门，控制食物进出的，这里做了手术，食物排空肯定受影响，从而影响食欲。这是正常现象，随着伤口愈合，会慢慢减轻，不用过分担心。"

顾晋一边画图，一边解释。这样直观清楚的表达方式，家属自然很容易就明白了。

"有些专业术语或者问题，一般人不太容易明白的，我就给他们画图。"顾晋的手边总是放着一个方便撕掉的小本子。家属有时会向他索要，拿回去仔细研究下，再和家人解释。他便开玩笑地说："我的'大作'可是要收费的啊。"

画图是偶尔，但看片子几乎是为每个患者都要做的一项。患者或家属坐下，他会习惯性地伸出手，"片子呢？"如果遇上忘带的，他就会不客气地"斥责"："你不带片子，我怎么诊断呢？不确诊就不能住院手术，你不是浪费时间、延误病情嘛。以后看病，要记得把可能用到的资料都带全啊。"

顾晋也提醒患者："如果你之前已经就诊过，可能会有一大堆资料，各种片子，包括肠镜检查的、CT、腹部B超检查等，即使是在别的医院拍的，也全都带上吧，现在大部分医院的片子都能通用，只要拍的效果还行，能看清楚就行。

"此外，还有之前的手术资料，以及心脏、肺等器官的检查结果和病例，都要带上，医生在决定是否手术时，会考虑到你整个身体的情况。"

肿瘤科诊室外笼罩着一种紧张气氛。虽然癌症是不治之症，但与任何疾病一样，癌症也是可防可控。顾晋提醒，不要放过任何蛛丝马迹，对付恶性肿瘤，关键就是预防。

【排除胃癌优选胃镜检查】

门诊现场：一位 35 岁男士，怀疑自己有胃癌，因为父亲死于淋巴癌，哥哥得了胃癌。前段时间他觉得胃不舒服，隐隐地疼，吃不下饭，拍了个 X 光片。顾晋建议他必须做胃镜。

顾晋：胃肠道癌症是比较特殊的，其癌变从黏膜开始，而胃肠黏膜就像衣服里的内衬一样，长在最里面，因此癌变是从里往外发展，胃肠道癌症最初表现不太明显，通过拍片子很难确诊。因此，早期排除胃癌或肠癌，最好是做个胃镜和肠镜检查。如果发现得早，可以在胃镜下做切除手术，创伤小，而且治愈比较彻底。日本曾是胃癌高发国家，他们提出了每年体检必须做胃镜，其胃癌早期检出率为 70%，而目前我国只有 10%。

【痔疮便血要重视】

门诊现场：有位患者长期便血，大便颜色比较深，但一直以为是痔疮复发，没当回事，后来伴随隐隐的腹痛，才引起了警惕。

顾晋：便血不一定是癌症，但要学会观察。大便后滴血可能是痔疮。如果血是和大便混合在一起的，像果酱一样，而不是附在大便表面，要高度怀疑是结直肠癌。另外，肛裂也会造成便血，但会伴随疼痛。如果是肛门出血，一定是鲜红的，因为路径比较短。来自肠道的血会比较深，而如果是胃里出血，那排出来的是就应该是像沥青一样的颜色。不同的出血部位，排出的大便颜色不太一样。另外，结直肠癌的腹痛也不一样，是隐隐、钝钝的痛，如果是剧烈的绞痛，可能是胆囊炎、阑尾炎等。

【大便不畅警惕结直肠癌】

门诊现场：女儿带着 60 多岁的老父亲来看病，老人耳聋、无法讲话。老人总爱便秘，但家里人没放在心上，他自己也表达不清，最近发现有便血了，这才仔细观察，发现患者大概一周才排一次便，一检查，结果是直肠癌。

顾晋：有些老年人，所谓的便秘，并不是真正的便秘，而可能是结直肠癌，肿瘤发生后，肠子变窄，大便排不出去，感觉困难，就不想排便，如果一个星期排不了大便的话，就应该到医院做个检查了。

反过来说，如果大便次数突然增加，也要警惕，有的老人一天排便好几次，排完了还想便，这可能是早期结直肠癌的表现。排便习惯的改变是排除老年人结直肠癌的首要因素。

【应酬多及早防癌】

门诊现场：一位 40 多岁的男性患者，油光满面、大腹便便，刚刚查出结肠癌。他是生意人，平时应酬多。

顾晋：超重和肠癌有很大的关系，尤其是结肠癌。为什么越来越多的年轻人会得肠癌，这和平时坐的多、运动少，再加上应酬多、吃喝多，体重远远超标。预防肠癌，控制体重很重要，关键是管住嘴，迈开腿。

不仅要吃少，还要吃对。现在人们吃的精细了，高热量、高脂肪、高蛋白的食物过多，而粗粮、蔬菜、水果的摄入少，粪便在肠道内停留时间过长，食物中的致癌物质有较长的时间和肠壁发生作用，从而引发癌变。预防癌症要多吃粗粮，十字花科蔬菜，如菜花、西兰花、圆白菜等，以及红薯。

【记者手记】

随顾晋出诊前，我已经看了他博客、微博以及个人主页里的几乎每篇文章，其文采之优美、情感之细腻，深深感染了我。在我的想象中，他应该像个诗人，然而见到本人，着实让我有些意外，他淡定、理性、严谨，话虽不多，句句话都很有分量。他说："理性、理智，是做大夫的基本功，和家属一样乱了阵脚，就是辜负了患者对我们的信任。"

一位小伙子来自上海，带母亲来看病，顾晋看了病例和片子后，得知他母亲曾患过子宫内膜癌、输卵管癌，子宫切除、左肾切除，大肠切了一半儿，现在又发现了结肠癌，好几家知名医院都不敢做手术，建议姑息治疗。顾晋思考了半天，让患者出去后，无奈地告诉家属："做手术风险很高，很可能下不了手术台。"小伙子请求无果，在门口哭了半天，擦干眼泪走了。

顾晋说："学会带癌生存，是癌症患者必须要学的第一课。我有不少患者，曾带癌生存了几年、甚至十几年。癌症不像感冒，说治就能治好的，急于求成，过度医疗，很可能是'邀请'死神提前来临。"（李凯菲）

北京大学肿瘤医院院长季加孚：

癌症治疗是一门艺术

+ 专家简介：季加孚，北京大学肿瘤医院院长，中华医学会外科学会全国委员、国际合作部主任、胃肠专业委员会副主任委员，国际外科医师暨胃肠道医师协会（IASG）学术委员会委员，国际胃癌协会（IGCA）会员。

+ 擅长：胃癌、结直肠癌、后腹膜及腹部肿瘤。

【门诊见闻】

门诊就要结束的时候，进来一男一女两位 30 岁左右的年轻人。女士先前通过微博与季加孚教授联系过，上个月初远在家乡的父亲因为便血去医院做了肠镜和螺旋CT，结果显示是直肠癌。最近两天老人没有便血，却在今天早上突然晕倒。

"我想把老人接到北京来治疗，来了能不能马上就有床位呀？"女士手抓着自己的小本子认真地问着。

"首先得是人先来了，之后我们才能再考虑诸如床位、治疗等这些下一步的问题。"季加孚解释道。

"我们想先保证有床位了，再让老人过来。"

"我理解您的心情，但是就像打仗前，兵、马、粮草都得准备好那样，看病也是一样的。只有相关的检查都做齐全了，我们才可以根据检查结果进一步安排治疗，跟是否有床位并没有直接关系呀。"季加孚认真地回答。

"我爸来了之后是做放疗还是做手术？还需要做化疗吗？"女士照着小本子一一问，"有的人建议直接手术，也有人建议要放疗。"

"你是个很认真的人。不过制订具体治疗方案这些事情还是交给医生来做吧。作为家属，要多关心老人的生活起居和心理状态。"

"那我爸如果来北京治疗的话，什么时候来比较合适呢？还需要带什么资料？什么时候做检查？什么时候才能住进医院呢？"那位女士问了一连串家属关心的问题。

"老人身体允许的情况下，随时可以过来，带齐以前所有检查的资料，不只是检查报告单，还要有拍的影像片子和病理切片等……"季加孚耐心地回答道。

女子又开始认真地在小本子上做记录。

医生在治疗上不能简单地、仅仅是尽可能地去除机体上的肿瘤，而是要综合考虑到各方面的情况对患者身体的影响。不但要治病、延长生存期，更要让患者能够在生活中维持一个较好的生存质量，感受到生命的尊严。从这个角度上来看，癌症治疗也是一门关于生活的艺术。

【就医抓焦点：不仅要治病还要活得好】

门诊现场：一位中年男子替 59 岁的四川老父亲就诊，说是老人能明显地感到消化不好，一吃饭就打嗝、胀气，最近半年瘦得厉害，已经查出是胃癌。他想把老人接到北京来治疗。

季加孚：异地就诊，要把以前的相关检查资料带齐全，包括各种化验单、报告单、CT 片子等影像学资料，此外还有从以前的医院借出的病理切片等。更为重要的是，患者本人要过来，做详细的检查，医生再根据每个人的实际情况决定治疗方案。

治疗的焦点不是疾病本身，而是这个得了病的人。治疗之初，患者要做的就是好好地生活，尽量保证自己较好的生活质量。

【服药有讲究：出现副反应及时问大夫】

门诊现场：一位来自内蒙古的年轻女性，胃癌术后，每天不能喝水，喝水就犯恶心，有时还吐，就把药量随意减少了。

季加孚：像这位患者是在看了说明书的副反应后跟着恶心、呕吐的，这样随随便便就把药量减少了，是非常不可取的。应该照样吃药，依旧正常地吃饭、睡觉、锻炼身体等。如果喝水后有呕吐感，就不要一次性喝一大杯水，而是要选择分多次少量喝水。其实，患者的问题是读说明书读出来的问题。

出现副反应也不要惊慌，更不能把副反应当成停止服药的指标，要及时和医生沟通，否则会延误病情。有时候患者往往是心理负担太大，从而对一些很轻微的不适很敏感。

【"患者"有新解：检查没问题要耐心对待】

门诊见闻：一位中年男患者，2005 年做了胃切除手术。去年四月出现脐下疼痛，去过很多医院，做了很多检查也都没查出问题。现在是运动一下就会疼，如果坚持一下也就不那么疼了。

季加孚：这位患者胃癌术后五六年了一直很正常，复查也都没有问题，就不要再担心了。

患者的英文名 patient 还有一层意思是"有耐心的"，不仅指在疾病出现了明显症状、治疗的过程中需要极大的耐心来对抗，更是指在平时出现不适感受，但检查并没有发现什么问题的时候，仍需要耐心地正常生活、正常工作。只是平日里要稍稍留意自己身体的变化，必要的时候进一步检查，咨询医生就可以了。

【"无为"也是治疗：多发转移后别过度治疗】

门诊见闻：一位70多岁的老人吃不了多少，一周却腹泻六次，前一天还便秘，服用通便的药无效。前段时间做了腹腔镜，发现腹腔里全是瘤子。老人浑身没劲，腹胀难受，有时候还咳嗽。

季加孚：像老人这样的多发转移患者，若继续行化疗或其他治疗并不能延长生存期，反而还会带来生活质量的严重下降。从片子上看，老人有严重的梗阻，可行针对性的治疗，缓解不适。当出现腹水、腹胀的时候可到医院抽腹水，缓解不适。

对于癌症晚期，已经多发转移的，不能过度治疗，那样不仅不能延长患者的生存期，反而会严重降低患者的生活质量。我们能做的就是进行缓解症状的针对性治疗。

【记者手记】

在送走了所有患者和家属后，季加孚教授跟记者说，有些患者得知患上肿瘤以后，乱求医，去多家医院重复检查。还有些家属对患者隐瞒病情，到非正规医院检查，甚至听信小广告，当患者几经周折来到正规医院，已经耗尽人力、物力、精力、财力。也有些患者和家属想详细了解治疗过程，上网检索、看书。

但是实际上，医学科学是一个很复杂的学科，肿瘤学更是发展很快。新的治疗理念与方法更新很快，这使得要真正地理解其内容和内在的关系，对于普通老百姓来说并不是一天两天能够弄清楚的事情。有时候，患者和家属的各种查询反而会增添紧张的情绪。比如医学中的药物副作用等内容，往往用专业的术语来介绍，而一般人很难看得懂，不免望文生义，可能会加重思想上的负担。

看病的过程是患者和家属找到信任的医生，由医生负责治疗疾病，而家属管好患者的生活，遵照医生的要求好好配合治疗。患者、家人、医生是站在抗击病魔的同一条战线上的，需要三方密切的配合，各自做好自己的工作，家属要做好安抚工作，合理安排生活。（李桂兰）

中国医学科学院肿瘤医院院长赫捷教授提醒：

早期癌症可治愈

✚ 专家简介：赫捷，中国医学科学院肿瘤医院院长，肺癌中心主任，主任医师、博士生导师、教授。中国抗癌协会食管癌专业委员会主任委员，中国抗癌协会肺癌专业委员会常委、青年委员会主任委员。美国癌症研究协会(AACR)、国际肺癌协会（IASLC）会员。

✚ 擅长：肺癌、食管癌。

【门诊见闻】

一位满头白发的老太太在儿子的搀扶下走进诊室，赫捷教授立即起身扶她坐好，请老人讲述病情。

老人说："我2009年2月在外院做了直肠癌手术，又发现肺部结节，大夫建议做伽马刀手术，我就做了，今年复查发现肺部结节变大了。"

"当时发现肺部有转移时，大夫还给您其他建议吗？比如手术、化疗等？"赫捷问道。

老人答："还发现肝脏部位也有转移，医生说最好别做手术。您帮我看看，现在肺部和肝脏的瘤子是不是都变大了？"

赫捷看完片子说："肺部的瘤子大了不少，肝脏部位的也大了一些。最近有没有做PET—CT？"

"没做。"

"因为肺部和肝脏部位都已经发生转移性肿瘤，我建议您先做个PET—CT，便于医生了解全身情况。这对制订下一步治疗方案很重要，当然还有一些其他的指标也需要查一查。"

"可我还想做做伽马刀。"老人有些坚持。

赫捷耐心地解释："我不建议做伽马刀，因为伽马刀是一种局部治疗手段。您现在的情况有可能是肿瘤细胞的全身转移，局部治疗是解决不了问题的。我建议您再做个肺部肿瘤的穿刺活检，与您2009年结肠癌手术时的病理结果进行比较。病理结果相同，就表示转移；如果不一样，说明肺部的瘤子就是原发的。"

"那我该怎么治呢？"

"如果是多发的转移，肺部和肝脏都有，那就应当采取以化疗为主的方法进行全身治疗，可能会有些反应，但大多数情况下都是可以耐受。近几年还有一些靶向治疗的药物在临床应用效果也很不错。另外可以根据病情需要，配合一些免疫治疗、射频消融、局部放疗、姑息手术等方法。"

当一个人或一个家庭面对癌症突如其来的打击时，患者容易陷入悲观情绪无法解脱，不愿积极配合治疗，抑或是盲目投医，最终都将延误治疗，对预后非常不利。赫捷教授说，癌症没那么可怕，经过恰当的治疗，保持乐观豁达的心态，早期癌症是完全能够治愈的，一些中晚期癌症也可以长期生存。

【早期肺癌手术可治愈】

门诊现场：一位中年女性患者在外院检查时发现肺部有小结节，经过一个多月的药物治疗后复查，肺部结节没有明显变化，有医生建议她手术切除。

赫捷：影像资料显示，过去近一年里肺部结节大小变化不大。现在的难题是做不做手术。

CT片显示虽然结节生长速度不快，但是根据结节的形状、边缘特征判断，恶性肿瘤的可能性占到一半。肺癌在早期切除是完全有可能治愈的，如果等到血液里面出现了肿瘤细胞，再手术就达不到根治的效果了，而且其他的治疗手段效果也都不太理想。患者目前没有明确的病理诊断，有半数的可能是无需手术治疗的良性肿瘤，但是考虑到她有机会获得肺癌根治性治疗效果，冒一定风险还是值得的。所以建议尽快手术。

【指标异常停服保健品】

门诊现场：一位成年男子平时身体很好，今年2月以来总感到胃疼，做CT检查也没发现太大问题，所以就吃了点药。这次体检一查意外发现肿瘤标志物CA125超过300，住院治疗了半个月后再查还高。他已经服用了近一年的虫草保健品。

赫捷：通过病史和检查资料知道患者患有胃息肉和肠息肉，除了CA125升高这项指标，目前还没有其他恶性肿瘤相关的证据。除了肿瘤以外，还有很多其他的因素能导致 CA125 指标升高，服用动物性营养品可能是原因之一。建议患者先停服虫草保健品，一个月后复查 CA125。那时候虫草保健品的影响消除了，如果 CA125 的指标还是高，再循序渐进地安排深入细致的检查，比如胃镜、肠镜、核磁、PET-CT。

【是否转移要做"微创"】

门诊现场：全家人陪着一位 60 多岁的肺癌转移老人就医，家人都很紧张，想了解病情和进一步治疗方案。

赫捷：我看了患者的资料和片子后，考虑患者肺内有可能存在转移性肿瘤，建议他接受一次胸腔镜手术。这种方法准确性高，对判断肿瘤的病理、分期等十分重要，对决定今后的治疗方案和判断预后具有重要的价值。

创伤较小的穿刺活检术也是备选方案之一，但是对较小的肺内结节而言，穿刺成功率不高，准确性会打折扣。另一个原因是穿刺所获得的组织数量较少，一些基因方面的检测就受到影响。对于一些瘤体较大无法切除的病例，可以利用反复穿刺获取较多的组织，这时穿刺活检术就显示出一定的优越性了。

【晚期肺癌要分型诊断】

门诊现场：一对夫妇带着资料来咨询，老人因为肺癌正在外院接受放疗，副反应很重，想知道怎么治疗更好。

赫捷：根据家属提供的资料，考虑到患者是较为晚期的肺癌，在这种情况下手术是不考虑的，对患者的病情没有益处。可以通过支气管镜、纵隔镜、胸腔镜、CT 引导穿刺等创伤较小的方式进行病理、分期和分型诊断。

在这种的情况下化疗是首选，建议患者尽快接受全身化疗，如果副反应较大，可以调整药物或减少剂量；如果一线方案疗效不佳，还可以根据基因检测的结果给予分子靶向药物治疗。肺部的肿瘤必要时可给予射频、放疗、介入等多种方式进行姑息治疗。如果患者目前正在接受放疗，建议等放疗结束后再转院。

【记者手记】

初见赫捷教授，就感到他是一位非常亲和的大夫，他亲切地招呼患者坐下，对患者的每个提问，都耐心地解答。

他切身为患者考虑患者担忧的问题，尽量不让患者产生对癌症治疗的恐惧感。

"可能要给您做个小手术，打两个小眼，放个镜子下去，取几个细胞出来，然后再化验，这就是胸腔镜。"如此形象的比喻，再胆小的人听了后，都不会有太大的心理负担和恐惧心理。

赫捷教授在出诊间隙告诉记者："你看，刚才那位患者还不清楚自己已经患了癌症，家里一直在隐瞒着，其实这对疾病的治疗是没有帮助的。

家人如果隐瞒病情的话，患者在治疗的过程中就不会太愿意配合，其实，在我门诊的多数病人中，我建议家人告诉患者，事实证明患者在了解了病情后是有助于他们配合治疗的。"

赫捷教授还强调，看癌症如果说有"捷径"的话，就是选医院。比如，有的患者已经确诊了是肺癌，但是不愿意到专科医院去就诊，而去普通医院，在这个过程中，就有一个专业性和规范化治疗的问题。（侯小晶）

北京大学肿瘤医院超声科首席专家陈敏华：

射频消融针有效治肝癌

✚ 专家简介：陈敏华，中华医学会超声医学分会顾问，北京大学肿瘤医院超声科首席专家。

✚ 擅长：腹腔、胸腔、盆腔肿瘤超声诊断、早期诊断、分期诊断、超声引导穿刺活检，肝癌射频消融治疗，肿瘤局部介入治疗等。

【门诊见闻】

上午八点半，陈敏华教授的门诊还没有开始，就已经有好些人围在诊室门口。

一位 70 多岁老先生由老伴儿陪着。"我已经做过两次射频治疗了。"老人主动地跟病友介绍自己的病情，"第一次是 2005 年 8 月，肝癌治疗后没什么感觉，去年开始尿尿疼，以为是年纪大了，结果发现输尿管移行上皮细胞癌，在外院做了手术。后来肝上又新长了一个肿瘤，今年 5 月找陈教授做了第二次肝射频消融。"

老人正说着，陈敏华来了，刚走近就上前握住老人的手说："老梁，您最近瘦了呀？"

"一直有点低热，天天喝中药呢。这不，上次您让我 3 个月后来看看，我就来了。"老人答道。

接过老人的CT，陈敏华开始认真地对着灯箱读片子，一会儿问道："烧退下来了吗？"

"退烧了，在医院待了一个多月，也不知道是不是天气突然变冷给弄的。"

"目前在 CT 上看，没什么问题，吃饭还好吧，您老这么瘦了，可得增加营养了。"

"您再给做个 B 超看看吧，这次发烧，反反复复地，时间太长了，心里不放心呀。"

"行！虽然片子上面没发现异常，我给您再好好查查吧。"陈敏华带着老人到诊室后面的 B 超诊床上做检查了。

检查确定没什么问题后，陈敏华又叮嘱道："再过 3 个月还要带 CT 片子准时来看我。"

"好！"老人开心地答应。

患者走后，陈敏华说："我经常会让患者隔一段时间再来找我一次，仔细做做检查，看看病情有没有什么变化，因为肝癌容易复发，按时复查很重要。要有效地把肝癌发病截断在早期，做到早期发现、根治治疗很关键。"

陈敏华教授打破了国际上"射频消融只能治疗肿瘤直径 3 厘米小肝癌"的定论，直径在 5 ～ 6 厘米的大肿瘤也能一次性灭活，复发率远远低于手术。陈敏华和她的团队近十年治疗中晚期不可手术切除的肝癌达到一千余例，肿瘤灭活率是 97%，5 年生存率为 48%。

【不明肿块　先行活检】

门诊现场：一位 50 多岁的男士患乙肝十几年，一直在吃抗病毒的药，最近做 CT 检查发现肝脏有肿块，医生推荐他做射频消融。

患者表示目前没有不舒服的感觉。

陈敏华：如果患者自己有感觉就麻烦了，那就意味着病情已经很重了，因为肝脏没有神经，当出现疼痛时则说明已经有侵犯或肿瘤太大，所以对于肝癌的早期诊断不是看患者的主诉，而是要做好早期排查，尤其是乙肝患者。

在超声引导下的射频消融主要针对不能手术切除的肝癌，但对有些不明确的肿瘤或偶尔发现的肿瘤，不应随便就"烧"，需要了解肿瘤是原发的还是转移的。对于转移的肿瘤，有时容易错失治疗患者原发癌的时机，对病人的治疗不利。因此，需要在超声引导下行细针活检。

【肾脏不好谨慎消融】

门诊现场：一位 60 岁左右的男士 1988 年感染丙肝，2004 年发现肝脏上有个囊肿，说是结节，就没在意。今年五月查出了肝癌。患者还有糖尿病肾病，已是晚期了。

陈敏华：患者的肝肾功能很不好，已经不具备手术条件了。患者 B 超检查显示有大量腹水。对于肝癌患者来说，消灭肿瘤不是最终目的，而是要保护肝功能，才能有机会治疗肿瘤，达到延长生存期和较好的生活质量。

这位患者总共有三个瘤子，B 超造影下那个大的瘤子紧挨着肝门大血管，血供就像火海一样，很危险。就目前的情况来看，患者迫切需要做的是先保肝，然后做 TACE（介入），把瘤子的血管阻断控制一下，如果患者能扛过来，效果好，下一步可考虑做射频消融。

【肿瘤结节可以消融】

门诊现场：一位50岁上下的男士形体消瘦，有四十多年饮酒史，体检时发现肝脏上有一个结节，怀疑是肝癌，外院外科医生推荐来做消融。

陈敏华：我对这位患者行超声造影，结果显示肿瘤结节是一个套着一个的。第一个结节被突破长出下一个，然后再被突破又长一个，就成了"结中结、结连结"。第三个结节不在一个平面，一直向下连着血管了。

像这位患者，我建议他做射频消融，因为如果做手术切除，很容易在手术的过程中，将癌细胞挤压到血管中去，容易发生转移。而射频消融是对肿瘤局部进行加温达90℃以上，使癌细胞产生脱水凝固化坏死，用个罩子，将癌组织死死地罩在里面，只要消融彻底，凝固范围足够就能得到治愈。

【广泛癌灶保守治疗】

门诊现场：一位80多岁的男士五年前查出右肝上有一个大瘤子，介入后再手术，反反复复好几次。今年四月甲胎蛋白开始上升，九月升到1800微克／升，介入治疗后，甲胎蛋白的值下降。两天前复查发现，在原来肝左叶原来栓塞的瘤子位置上，又新长了一个瘤子。

陈敏华：患者做CT检查一直没发现问题，只是甲胎蛋白检查有上升。超声造影发现左叶肝脏里已长满癌性结节，肝脏右叶状况较好些。

广泛区域都有小结节癌灶侵犯，不宜再做任何创伤性治疗，建议行靶向药物治疗，尽可能地不损伤肝脏。也可考虑三维立体放疗，只要给肝脏供应营养的主要动脉血管和较好的肝脏右叶仍有较好的功能，患者就会有好的生活质量。

记者手记：

一位肝癌患者由于在手术中出汗太多，说了一句"我真想吃口西瓜"，刚下手术台的陈敏华教授就给患者送来了西瓜。

还有一位女患者，被多家医院拒绝治疗后找到陈敏华，听了她的病情分析及治疗中可能发生的严重后果后，坚决请她治，并立下生死状，"我信任大夫，发生任何问题我个人负责"。治疗中出现了危险，陈敏华和她的助手一夜守着她，积极采取各种措施帮患者渡过难关。患者又生存了两年，临终前亲自到医院看望陈敏华，对她说："感谢您为我争取了两年时间，这两年我活得很自在。"

这就是陈敏华。

众所周知，越难治的病，越怕乱治。2004年，当国际权威机构制定的"欧超联指南"正式进入中国临床时，陈敏华和她的团队提出"该指南不适宜中国乙肝肝硬化背景的肝癌早诊"，继而提出了早期肝癌及癌前病变的超声造影灌注模式及中国诊断标准，引起了国际学术界的重视。2008年，欧洲超声联合会肝癌诊断指南修改版引用了陈敏华的论文，继而修改了国际标准。2009年，陈敏华出版了世界首部《肝癌射频消融》专著。（李桂兰）

上海市胸科医院首席专家廖美琳教授：

肺癌防治关键是"早"

✚ 专家简介：廖美琳，教授，上海市胸科医院首席专家，
上海市肺部肿瘤临床医学中心原主任，上海市胸部肿瘤研究
所原副所长，中国抗癌协会肺癌专业委员会副主任委员，中
华医学会肿瘤学会常务委员。

✚ 擅长：各类肺部疾病的诊治，尤其对肺部肿瘤诊断、治疗；
肺癌化疗、肺癌的新辅助化疗、术后辅助化疗及多学科治疗、
肺癌的靶向治疗。

【门诊见闻】

记者赶到廖美琳教授的特需门诊时，她刚刚准备接诊一位
患者。

这位病人是一位从贵州过来的老太太，从诊室的沙发上起了好
几次都没站起来，家属忙过去搀扶。廖教授接过病历，看到病人行
动不便，忙说："老太太，你坐好了，不要起来了，我过去就行了。"
这句简单的关怀是记者跟随出诊听廖教授说的第一句话。

记者在门诊上和其他医生交流得知，廖教授一直坚持把病人放
在第一位，曾经在"文革"期间为了病人，冒着被撤职的危险，跑
遍图书馆翻阅资料，解决了难题。

有一次，她和几位同行为一位病人会诊，从片子看，大家都认

定这位病人是肺癌，廖教授的第一结论也是肺癌，但她却在细微处发现了特殊影像，于是她立刻反复对比病人不同时期的片子，查阅资料，大胆地同各位专家理论，提出病因可能是霉菌感染，而最终病人的病情发展证实了廖教授精确的判断。

事后，有人问她，这个时候提出疑义，难道就不怕砸了牌子吗？廖教授笑着说："人要有一颗平常心，医学问题千变万化，放在眼前不弄明白怎么行呢？"

在门诊时，对一位患者的片子她仔细观察了十几分钟，用放大镜反复对比了之前的检查结果，还是摇着头告诉患者："整体来看，病情是比较稳定的，但现在所有医院的片子都改小了，一些细微的变化实在难以发现，我还不能下定论。"说罢，她立刻打电话联系了医院影像科的同事，要求他们把其中几张片子放大一下……

一丝不苟地对待疾病，是廖教授的原则。在短短的半天门诊中，这一点，也是令记者感受最深刻的。

上海市胸科医院首席专家廖美琳教授提醒，很多肺癌患者都是晚期发现，医生也很无奈，为了能早发现、早治疗，还是要强调高危人群的筛查和早诊断比例。肺癌患者早期症状主要有咳嗽、痰中带血、发热及胸痛等，很容易被认为是"肺部炎症"、"肺结核"等，要尽早去医院排查。

【长期吸烟：警惕三个"20"】

门诊见闻：一位被高度怀疑肺癌骨转移的病人，刚刚做完化疗，很虚弱地来到诊室，他抽了40年的烟，每天至少3包。

廖美琳：对于烟民，有三个"20"值得警惕：吸烟20年以上的、20岁以下开始吸烟的、每天吸烟20支以上的。三个"20"里，只要有一条，都非常容易得上肺癌。此外，有的人习惯一支接一支地抽，一根香烟短到不能再短才扔掉，还有的人吸的时候非常深，大部分烟都吸入了肺部，还有的人有慢性支气管炎，仍然"坚持"吸烟，这些行为都是非常有害的。关于戒烟，我还想强调三句话，第一句是戒烟任何时候都不晚，第二句是烟越早戒越好，第三句是戒烟必须彻底坚持。

【及早预防：多吃三类食物】

门诊见闻：门诊上，总是有一些肺癌患者的家属询问廖教授防肺癌的饮食要注意什么。

廖美琳：人们常以为饮食只与胃肠道肿瘤有关。其实，饮食与肺癌也有关系。美国医学家指出，肺癌至少与三类食物摄入过低有关：新鲜水果和蔬菜、硒类饮食以及豆类。

其中硒与肿瘤细胞具有强亲和力，可以阻断肿瘤细胞的能量供应，使它因能量枯竭而凋亡。医学研究表明，肿瘤患者体内血硒含量只是正常人的 1/6 ~ 1/3。食物中，大蒜、海产品、谷物、蘑菇、芝麻、芦笋、蛋类等含硒比较多。但要提醒大家的是，过量的硒会让人中毒，应每天不超过 300 微克。大豆也是防癌食品，有 5 种成分具有防癌功效。

【高发人群：定期做肺癌筛查】

门诊见闻：很多患者就诊时已是晚期，病人常常是含着眼泪问："我还有救吗？"

廖美琳：肺癌高发于年龄 45 岁以上、每天吸烟 20 支以上的男性。在此人群中，如出现刺激性干咳、痰中带鲜血一类症状，应及早就医，听从医师的医嘱进行必需的检查，如胸片痰液找癌细胞、纤维支气管镜、胸部 CT、经皮肺穿刺等。

此外，还要做血液化验，一次查不清，要反复检查，直到查清楚为止。6 个月进行一次胸部拍片，必要时进行 CT 检查、痰液找癌细胞，是发现无症状肺癌的主要方法。对一些有肺外症状、体征的人，如有杵状指趾、男性乳房肥大、突发皮肤病等，也要做进一步检查。

【靶向治疗：选择最合适的病人】

门诊见闻：一位患肺癌的老先生，由他女儿代他来看病，他的情况已经无法手术了，所以女儿想让父亲尝试靶向治疗。

廖美琳：化疗仍然是大部分晚期肺癌一线治疗的标准选择，但化疗药物在杀死肿瘤细胞的同时，也杀伤人的正常细胞，副反应很大，很多年老体虚的病人总是不能耐受。最近几年，由于新的靶向药物以及优化治疗方案的出现，晚期肺癌患者的生存期得到了显著的延长，甚至部分患者获得了治愈的效果。

肿瘤的靶向治疗需要特异性的病人才能产生特异性的疗效，同样也会出现特异性的毒性，只有找到靶向治疗真正的靶点，然后选择最适合的病人，才能取得最佳的疗效。

【记者手记】

廖美琳教授除了临床工作，还参与了许多肺癌的流行病学调查。在门诊结束后，她告诉记者，目前女性肺癌的发病率增长很快，而且女性吸烟要比男性更容易患肺癌。

长期以来，肺癌被称为"男性癌"、"老年癌"，从上海地区来看，30多年来肺癌患者男女比例始终为2：1，但鉴于人口结构变化，女性实际上是出现了上升的状况。

但近几年的发病趋势表明，女性肺癌的累积危险性已经增加30%以上。对新发肺癌患者分期情况的比较显示，肺癌Ⅳ期患者中女性比例较大，而且女性肺癌患者多为腺癌，转移性高，发现时往往已经进入晚期。

吸烟是造成近年女性肺癌发生率上升的主要原因。有报告显示，同样是每年吸烟40包，女性肺癌危险性为男性的1.5倍。

廖美琳解释说，成年女性体内有一种被称为CY1P1的酶，这种酶能够使香烟中的致癌物质活化，从而种下危害健康的种子，应该警惕女性肺癌发病今后进一步增高的可能性。　　（刘永晓）

北京中日友好医院中西医结合肿瘤科主任贾立群提醒：

打好中西医"组合拳"

➕　专家简介：贾立群，北京中日友好医院中西医结合肿瘤内科主任、教授，国家临床重点专科学术带头人，国家药典委员会委员，国家中医药管理局重点建设专科评审委员。

➕　擅长：老年非小细胞肺癌、消化道恶性肿瘤的中西医综合治疗；放疗、化疗、靶向治疗不良反应的防治，以手足综合征、周围神经毒性、癌性疼痛、恶性胸腹水、口腔溃疡等为重点研究项目；前列腺癌、乳腺癌等内分泌肿瘤的中医治疗。

【门诊见闻】

一位白发苍苍的老人走进诊室。贾立群教授招呼着患者坐下来。

"看到没有，这可是位明星。"他笑着对记者说。

"您老今年有80多岁了吧。"贾立群笑着问。

"整80了。"

"最近吃药感觉还行吗？"

"挺好，也不喘了。"

"您伸出舌头，我看看。"

"看样子好了不少，当初来的时候舌苔像紫葡萄一样，现在好多了。这位患者4年前得了直肠癌，术后半年在直肠窝出现了局部复发，也做过局部放化疗，从那时开始就吃中药，你看，坚持了4年。现在瘤子还在呢。"贾立群对记者介绍。

说着，贾立群看着病历卡，给老人开了药，"您化疗药先吃着，我给您再开两周的中药，一周以后您身体如果觉得坚持不住，就把化疗药先停了，平时多注意休息。"

"好，要不是找您看，早就不行了。"

"您这个年龄的身体呀，就是要带瘤生存。如果只是用西医、化疗，担心您的身体支撑不住。现在把中医和西医结合起来，中医起到扶正的作用，西医起到祛邪的作用。喝中药同时口服化疗药，在这个过程中，两者之间比例要时不时地进行调整，因为，光扶正只吃中药，瘤子就会长大。而如果光祛邪，吃化疗药，身体肯定吃不消。"

"那我把这两周的药吃完了再过来看吧。"

"行，您再过来检查肿瘤标志物，做核磁检查一下肿瘤发展情况，我再给您调药。您就按要求吃药，平时注意休息，别担心，这身体还是不错的。"

老人再次对贾立群表示感谢。

结束诊疗后，贾立群握着老人的手鼓励着老人。

当一个人得了癌症，全家会想尽一切办法，是西医手术、放化疗，快快地将肿瘤切除、轰击，还是喝中药辅助调理。现在很多患者只选择前者，而其实，肿瘤治疗如果打好中西医结合这套"组合拳"，对于防术后复发转移、调理全身状况都是很重要的。

【肝癌：术后中药早干预】

门诊现场：一位 50 多岁的肝癌患者来到门诊，这位患者三年前做了肝癌介入手术，术后身体虚弱。一直坚持服用中药，体力恢复，现在病情平稳。

贾立群：这是一位原发性肝癌介入术后患者，术后乏力明显，食欲差，消瘦，给予中药健脾和胃，补益气血，调理了 1 个月，症状就明显好转，之后一直坚持服用中药。肝癌对放化疗不敏感，中医治疗有一定的优势，所以身体状况改善后，在扶正的同时加大了祛邪中药的比例，以预防肿瘤术后复发转移。

对于肝癌术后患者，在选择中药时要兼顾保肝和抗癌。如果只给予保肝药，就不能很好地控制肿瘤的发展；相反，一味地抗癌治疗而不重视保肝养肝，也不利于病情的控制。中医经方中的小柴胡汤、十全大补汤就有很好的抗癌保肝双益作用。

【乳腺癌：缓解化疗不适】

门诊现场：一位 64 岁女患者，有乳腺癌家族史，2009 年 5 月行右乳癌根治术，术后病理为浸润性导管癌，术后行多次化疗。从化疗第 2 周期开始在贾立群门诊吃中药。3 年来病情平稳，定期复查，未见复发转移。

贾立群：这位乳腺癌患者的 ER、PR 均为阴性，内分泌治疗无效，对于她来说，就是缺少了一种控制肿瘤的有效治疗手段，中医对于这样的患者可以发挥其独特的优势。

肿瘤患者大多要接受化疗或放疗，配合中医中药治疗，不仅可以改善放化疗引起的乏力、出汗、食欲下降等各种症状，而且还可以解决目前现代医学尚无法解决的一些放化疗并发症问题。很多肿瘤患者，在中医中药的支持下，最终完成了原本因为副作用而想要放弃的有效的治疗。

【前列腺癌：保持 PSA 平稳】

门诊现场：一位 60 多岁男患者 2010 年确诊为前列腺癌，全身骨扫描提示多发骨转移，贾立群为患者制订了内分泌间歇疗法和中药相结合的综合治疗方案。经过 6 个月的治疗后 PSA 降至 0ng/ml，停止内分泌治疗，继续服用中药治疗已有 10 个月，核磁检查提示病情稳定。

贾立群：在内分泌治疗的间歇期，给这位患者服用中药来控制病情，这样就可以使 PSA 长时间处于一个平稳期，延长间歇期，使患者维持一个比较好的生活质量。

晚期和有手术禁忌证的前列腺癌主要采取内分泌治疗，但大多数患者在 1～2 年内均发展为雄激素非依赖性前列腺癌，即出现了耐药性，内分泌治疗无效，疾病恶化。采取中西医结合治疗肿瘤的模式，可延长患者的生存时间，改善生活质量。

【胃癌：解决手足发黑】

门诊现场：一位 43 岁的女性患者，胃癌术后一直化疗，因出现手足皮肤发黑前来就诊，由于阵发心动过速，曾决定放弃后续治疗，经中药内服外用综合调理，发黑等问题解决了，恢复了治疗信心。

贾立群：多种化疗药物均可以引起手足综合征，这位患者手足皮肤发黑就是希罗达引起的手足综合征。西医暂无有效治疗药物或方法。

中医认为，手足综合征的发生主要是气虚血瘀、寒凝络阻，运用中医"内病外治"的特色，予以中药局部泡洗手足，起到通经活络、益气养血、解毒生肌的功效，同时配合中药汤剂内服调理，一周后这位患者手足皮肤肤色逐渐恢复正常。中医外治法是在辨证论治的基础上，观察和分析各种并发症的中医病机，为病人解除痛苦。

【记者手记】

死亡的癌症患者，有1/3是吓死的，1/3是用药过度患者无法耐受而死的，最后1/3才是治疗无效而死的。贾立群教授给患者开的最多的一味处方，就是自信。只有发掘出内心的强大，才能有精力完成癌症的继续治疗。

在贾立群教授的门诊，记者感觉到每位患者在他面前都是放松的，充满信任的。每次诊疗结束，他都安慰患者："没事，您吃了这个中药以后会感觉比以前好很多。您看，得肿瘤的人不少，很多生活得很好，要坚持配合治疗，服用中药，别担心，一切都会有改观的。"

人在消极的时候，耳朵里塞满了不好的信息，少数人接受放化疗还是没能逃脱厄运，这种消极信息容易让有些癌症患者放弃治疗，而中西医结合治疗癌症，也在探索消除抑郁等消极心理的出路。北京中医药大学中西医结合专业研究生范青对此文提供帮助，谨此感谢。（侯小晶）

名医出诊·肿瘤

中国中医科学院广安门医院副院长花宝金：

肿瘤其实没什么

✚ 专家简介：花宝金，中国中医科学院广安门医院副院长，教授、主任医师。中国中医科学院肿瘤研究所常务副所长，中国中西医结合学会肿瘤专业委员会副主任委员。

✚ 擅长：肺癌、消化道肿瘤；运用中西医结合方法重点诊治肺癌、消化系统肿瘤。

【门诊见闻】

从早上七点半到中午 12 点，花宝金教授一上午一共看了 46 名患者。"大夫，我还能活多久？""花院长，我这个病还有没有救？"门诊中此类问题不绝于耳。每当遇到这种情况，"没什么"和"注意保暖，千万别感冒"这两句口头禅便成了花宝金最常用的回答。

"大夫，我是不是活不了多久了？"一位 50 多岁首次就诊的患者一坐下来就面带愁容地对花宝金说。

花宝金笑笑说："我先给您号号脉。"说着伸出三根手指搭在患者的寸关尺上，边号脉边让患者伸出舌头观察舌苔，看完后微笑着不住地点头。

看着医生轻松的神态，患者似乎也放松了许多，身子不由得向前倾了倾，急切地问道："大夫，还好吗？"

花宝金拍拍患者的肩膀笑着说道："您放心吧，舌苔挺好的，胃气很足，没什么大事儿，我给您开几服草药调理一下，别急，祛病如抽丝，慢慢来。"临走时，花宝金又叮嘱患者："现在天冷，要注意保暖，可千万别感冒了，出门最好戴个口罩，平时家里经常通通风，另外要是不方便通风也可以用醋熏一熏。"

"之所以安慰他们'没什么'，是因为我发现临床中大部分人一听说自己得了肿瘤，首先精神上就垮了。说白了，有1/3的癌症患者是被吓死的。所以通过'话疗'调理情志和心态也是肿瘤治疗中十分重要的一部分。"花宝金解释说。

"感冒发烧对肿瘤患者可以称得上是灭顶之灾，尤其是放化疗后，患者身体免疫力低下，机体的抗病能力降低，更易发生呼吸道感染，而且恢复较慢，比正常人更易并发肺炎，甚至引起原发病复发。所以每次都要提醒他们。"花宝金笑着说。

提到肿瘤，人们不由得会想到死亡，随之而来的则是强烈的恐惧感。但也正是这种心态导致其成为压倒患者的最后一根"稻草"。因此，在治疗肿瘤方面，调整心态至关重要，在战术上重视敌人的同时，更要学会在战略上藐视敌人，按花宝金教授的话说就是，"肿瘤其实没什么。"

【中医治肿瘤看"三焦"】

门诊现场：一位50岁左右的男性患者拿着厚厚一沓化验报告往桌子上一放，焦急地说："我得胰腺癌一年多了，一直在做化疗，这是所有我做的化验,查了个遍,您看我现在需不需要做其他治疗？"

花宝金：在治疗肿瘤方面，中医一般不太看重各类生化指标。中医更加讲究整体观，辨证治疗。中医治疗肿瘤重在调"气"，而我们体内的"气"主要来自于"三焦"，其中又以"中焦"——脾胃为主。中医认为脾胃是后天之本，只有吃好了，消化好了，才能增强免疫力。因此，饮食、睡眠、大便是中医医生最关心的，如果胃口好、睡得香、大便畅，那么就说明恢复得很好。反之，如果出现体重下降等情况则说明肿瘤可能出现了转移或扩散。

【盲目放化疗或加重病情】

门诊现场："大夫，我半年前发现的胃癌，两个月做了三次化疗，可癌细胞还是转移了，这是为什么啊？"一位40多岁的女性患者边哭边不解地问道。

花宝金：不夸张地说，1/3的肿瘤患者是由于过度医疗对身体造成了不可挽回的损伤。化疗时用的药本身就是致癌物，这一点可以从它的发明过程中看出：现在化疗中用的药物在第一次世界大战期间曾被用作化学战剂——芥子气，人们偶然发现其可使快速增长的白细胞受损，可能对癌细胞有类似的作用，由此才将其用于医疗。所以，短时间内过多地进行放化疗，以及在术后恢复期频繁行 CT 检查等，不但不利于治疗，在一定程度上还有可能造成肿瘤的复发。

【食道癌基本能治愈】

门诊现场：一位七旬老人在家人陪伴下颤颤巍巍地走进诊室，病人指着自己的嗓子摆了摆手，家属忙解释说，"他得的是食道癌，术后嗓子疼，总担心会复发，都不敢说话了。"

花宝金：食道癌主要是饮食习惯造成的。北方人得食道癌的比例也要比南方人高。

目前，通过中西医结合治疗，食道癌基本可以治愈，患者不必有太大的心理负担。手术切除是主要治疗方法，尤其对早期患者，治疗以及预后效果都非常好。此外，由于颈段和上胸段的食道癌手术创伤会很大，且并发症的发生率较高，所以也可以选择放射疗法，其优势主要是创伤小，主要包括外放射和腔内放射、术前放射和术后放射。

【中医不是最后的选择】

门诊现场：一位骨癌患者坐在轮椅上，被家人推进了诊室。"大夫，西医说我这个病已经治不好了……"患者边说边掉下了心酸的眼泪。花宝金安慰道："别难过，没什么，我给您开几服药，先把疼痛缓解一下。"

花宝金：在治疗肿瘤时，人们往往存在一个误区，那就是西医没办法的时候才想到去看中医，"死马当活马医"。其实，中西医在治疗肿瘤方面并不像大家所认为那样充满矛盾，相反，现在在很多问题上，中西医是趋同的，比如中医和西医都开始重视对情志的调整。此外，如果中西医"两条腿一起走路"，效果反而更好。比如，对放化疗期间的疼痛问题，通过服用中药在一定程度上可以使疼痛得到缓解。

【记者手记】

复诊患者面色红润，双眼炯炯有神，和医生交谈中不时传出爽朗的笑声。在这个"闻癌色变"的年代，如果不是记者亲见，很难相信这一幕发生在肿瘤科诊室。

创造这一"奇迹"的人正是花宝金教授。寒冬，记者一走进他的诊室，和煦的阳光便迎面洒来，周身顿感温暖。同样令人感到温暖的是他和蔼的笑容。与记者想象中恐惧不安的状态所不同的是，来到诊室的患者大部分都表情轻松，尤其是很多复诊的患者，还不时和医生开着玩笑。

在他看来，肿瘤给患者造成的伤害不仅仅是躯体的，更多的则是心理上的。花宝金最常说的一句话就是"别担心，没什么。""只有让患者在心理上放松下来，才能为接下来的药物治疗打下坚实的基础。"花宝金解释说。

此外，花宝金在治疗肿瘤方面更强调调"气"，在他看来，中医是改善"土壤"，西医则是改变"外界环境"。而调"气"恰恰是为土壤"施肥"的过程。土壤肥沃了，自然可以长出饱满的果实。

（张 磊）

第 八 章 血液

- 干细胞移植要算好账
- 治血液病要顺其自然

中华医学会血液病学分会主任委员黄晓军：

干细胞移植要算好账

+ 专家简介：黄晓军，主任医师、教授，北京大学人民医院血液病研究所所长，中华医学会血液病学分会主任委员。

+ 擅长：血液系统疾病，造血干细胞移植，技术及各种并发症的诊治，各种急慢性白血病、淋巴瘤的诊治。

【门诊见闻】

上午8点半，黄晓军在北大人民医院血液科的门诊准时开始，排在第一个的是一位前来复诊的慢性髓性白血病患者。

这位患者在服用慢髓特效药格列卫之后，血相指标回归正常，病情基本得到控制。

"你的血象表现很好，不过白血病的治疗效果评估有三个层面，除了血象以外，还需要进行染色体和基因评估。"

黄晓军告诉患者，以后每3个月做一次染色体和基因评估，如果一年内这两项也回归正常，那么说明这种药已经发挥作用了，可以接着长期用药。

"我不想吃药了，可以做移植手术吗？"

尽管目前治疗效果不错，但这位患者却不想再吃药了。格列卫虽然是最佳药物，可以极大地延长患者的寿命，然而高昂的价格却令人难以承受。

听患者这么一说，黄晓军立刻明白了怎么回事。黄晓军在翻看了患者与亲属的骨髓配型后，发现他们的骨髓正好配上了。

不过，黄晓军却告诉患者，如果不考虑经济层面，应该先吃药，效果不好再考虑移植；当然，如果有经济上的考虑，也可以直接进行移植。

"钱可以再赚，而命可不能像玩游戏一样，输了再来一次。"黄晓军郑重地提醒患者。

"你正好配型配上了，移植有80%以上的成功率，所以直接进行移植也是可以的。你要综合考虑。"

在患者考虑中，黄晓军坦诚地对患者说："先吃药最保险，移植也成功率比较高，两种选择都在我的原则范围内，所以，这次我听你的。"

最终，患者和家属表示再考虑考虑。

在有些影视作品中，主角一旦被确诊为血液病，一般都快到大结局了。观众在感慨有情人难成眷属的同时，也对血液病产生了恐惧心理。其实，在现实生活中，血液病虽然危害性极大，却不再是不治之症，目前有很多方法可以控制，黄晓军在此有四个提示：

【配型成功不一定移植】

门诊现场：一位急性淋巴细胞白血病患者两次化疗，病情仍未缓解，亲属希望做移植，但黄晓军不同意。一位重性再生障碍性贫血患者配型只上3个点，黄晓军建议做移植。对于吃药控制好，配型也成功的患者，黄晓军建议她还是先吃药。

黄晓军：如果化疗未见缓解，移植的成功率也极低，还是应该先等待化疗结果。重性再障患者，如果采用普通的抗胸腺细胞球蛋白（ATG）治疗无效，继续 ATG 治疗成功率只有 10%～20%，虽然只配上 3 个点，移植成功率也有 50%～60%，因此可以一试。另外，移植毕竟有风险，对于吃药能控制的患者，最好还是吃药。

【胸闷咳嗽警惕肺感染】

门诊现场：在听到一位移植后患者述说这几天胸闷，咳嗽，痰多后，黄晓军立即收起笑容，让他立即做 CT。医院当天的 CT 已经约满，黄晓军又帮患者联系到外院。到了中午，当他看到 CT 结果无大碍后，才松了一口气。

黄晓军：刚接受完移植手术的患者免疫力普遍低下，很容易发生感染，这些感染对于移植患者来说，是很危险的。因为这种情况下的感染 70%～80% 都发生在肺部，那么，CT 检查就是最直接、最方便的检查手段。由于这位患者述说的症状很像肺部感染，所以，我要千方百计尽快看到他的 CT 检查，要真是肺部感染了，我必须马上让他住院。

【过排异期算彻底治愈】

门诊现场：一位移植后正处于恢复期的患者心里非常恐惧，反复问医生自己还能活多久。直到黄晓军告诉他，如果成功治愈，你该活多久就活多久，患者才放下心来。

黄晓军：造血干细胞移植是一些血液病的根治方法。以前只有 6 个点全部配上，才能移植，后来我们创立了新的单倍型骨髓移植技术，现在 5 个点、4 个点，甚至 3 个点，都可以移植。不过，还是配上的越多，成功的概率就越高。如果移植成功，又挺过了排异期，那么就算是彻底治愈了。不过经历了这么多磨难，可能原来该活 70 岁的，现在"打些折扣"了。

【条件允许可留脐带血】

门诊现场：有个两岁小孩一出生便因为 X 染色体上带有致病基因，而患上了慢性肉芽肿。虽然治疗成功率不太高，但因为他留下了脐带血，父母还是决定一试。

黄晓军：许多父母在生下孩子后，会把脐带血留存下来。可血液病发生的概率的确不算高，可能 1000 个人留，有 999 个都用不上，而且保存的花费还不小。但是，如果经济允许，还是可以留一个，毕竟如果要移植，这个是 100% 完全配上的。今天门诊里就有两例移植用到了脐带血。如果能建立一个公共的脐血库，大家都捐献，共享脐血，这样就能大大增加血液病患者生存的希望，也提高了脐血的使用率。

【记者手记】

一上午的门诊，有不下三位移植成功的复诊患者，他们不约而同地称黄晓军为"大恩人"，面对发自肺腑的赞誉，黄晓军的回答都一样："不是我一个人治好了你的病，而是我们的团队。我个人技术再高没有用，移植是一个需要团队配合的工作。"

做移植手术的患者太多，所有人必须等上两个月，有些患者强烈要求提前。而黄晓军面对这样的要求都会解释："你插进来，就意味着有人要被挤下去。如果我允许插队，真正能插到前面的肯定是有关系的人，吃亏的还是老百姓。一切按规则来，可保证大家的利益。"

面对即将进行的移植，有些患者充满了恐惧，还有些患者担心排上队后便没人理睬。

黄晓军的一句话打消了患者的疑虑："你们一旦与我们签订了移植协议，就等于把生命交给了我们。我们要做的一定做到，需要你们做的，我们会及时通知你们，因为这是我们的职业。"（吴润果）

中国中医科学院西苑医院血液科麻柔教授：

治血液病要顺其自然

+ 专家简介：麻柔。主任医师、教授、博士生导师，历任中国中医科学院西苑医院血液科主任，中国中西医结合学会血液学专业委员会主任委员，中华医学会北京分会血液学专业委员会委员，中国中医研究院学术委员会委员。

+ 擅长：中医和中西医结合治疗再生障碍性贫血、急慢性白血病、骨髓增殖性疾病、骨髓增生异常综合征、过敏性紫癜等血液病。

【门诊见闻】

八点左右来到麻柔教授诊室的门口，已是人头攒动，好不容易挤到了前面，只见里头一台电脑，两张桌子，三个医生，五六个患者和家属，很是热闹。

一个小男孩坐在麻柔教授面前，十一二岁的样子。麻教授问：

"现在感觉怎么样了？"小男孩的家长说："吃了您开的药之后就没再用激素了，现在各项指标都挺好的。"

麻教授笑呵呵地说："小家伙，来，伸出手来。"接着就给小男孩号脉，先左手，后右手。"来，伸出小舌头给我看看，"边看边说，"恢复挺好的。"

"谢谢爷爷给我治好了病，"小男孩高兴地对麻教授说。"别光谢我呀，"麻教授笑着说，"有没有听话多吃蔬菜水果？"

"吃了吃了，吃得很多。"小男孩乖巧地应着。

"这就对了，你们家长也要注意，要顺其自然，多让孩子吃些水果蔬菜，各种食物均衡一点。"麻教授嘱咐道。

"还有，爷爷，"小男孩甜甜地叫着麻教授，"我昨晚失眠了。"

麻教授笑着说，"你这么小怎么还失眠啊？以前有没有啊？""以前没有，就昨晚睡不着了"。

"是不是最近总是跑来跑去看病太累了，睡觉的地方换了睡不着了啊？慢慢就好了"。

"嗯，谢谢爷爷！"孩子和他爸爸边说边兴高采烈地离开了。

等患者离开之后，麻教授跟记者说，小孩得了血液病，家长往往会慌了神，正经饭不给吃了，道听途说"吃什么对什么病好"就照搬。药都有偏性，即便是食物也有适不适合，乱用补物也不好。

之后，麻教授又开始认真地为下一位患者进行诊治……

经常听人说，血液病很可怕，得了很难治。现在，随着环境的污染和压力的增大，患病的人也越来越多。但庆幸的是，我们可以运用中西医结合来治疗血液病。麻教授说，患病后，治疗的事情交给专业医生，老百姓只要做到尽早治疗，生活上顺其自然就可以了。

名医出诊·血液

【骨髓增生异常，综合征分段治】

门诊现场：一位 50 多岁的中年妇女在女儿的陪伴下走进诊室，一坐下来就跟麻教授抱怨："我这怎么老不好呢，跑了很多家医院，吃了很多药都不见好，我这破命可就全指望您了"。

麻柔：这位患者患的是骨髓增生异常综合征（MDS），以中老年多见，主要表现为贫血，还伴有感染和出血。

MDS 属中医"髓毒劳"，患者正气虚损，复感邪毒，毒瘀互阻，致邪实正虚，虚实夹杂；其病性以毒瘀邪实为本，气血虚损为标；病位涉及五脏，以脾肾虚损为关键。因此本病治疗应以解毒祛瘀为主，兼以补脾益肾。应用青黄散结合补脾益肾中药治疗 MDS 有效率 82.3%，缓解率 26.5%。

【患过敏性紫癜，祛风解毒活血】

门诊现场：一个 12 岁的小男孩患有过敏性紫癜，父母领着来找麻主任看病，说之前用激素治疗，反反复复，现在吃了麻主任开的三个月的中药，各项指标都接近正常了。

麻柔：很多患者采用激素治疗过敏性紫癜，但激素的副作用通常很大，如向心性肥胖、高血压、糖尿病、骨质疏松等，而且激素减量停药后病情容易反复。

过敏性紫癜大多预后良好，一部分患者病情难以控制，发展成慢性肾炎，对于这类病例西医尚无特效疗法，中医采用祛风解毒活血经验方，并随症加减治疗，既有助于紫癜的吸收，又有利于抵御外感邪热侵扰，有一举两得之效。

【再生障碍贫血，输血控制得当】

门诊现场：一个小女孩，12岁，浑身痒，做了骨穿，确诊为再生障碍性贫血，从7岁就开始治疗，辗转反复去了很多医院，一直也没有治好。

麻柔：再生障碍性贫血与骨髓增生异常综合征症状类似，容易误诊。通过骨髓穿刺及骨髓活检等检查可确诊。

患者需要通过输血缓解不适症状。输血的次数要合理控制，并非输得越多，血小板长得越多。再生障碍性贫血在疾病发展过程中可大致分为以异常免疫为主和以骨髓衰竭为主两个阶段，以异常免疫为主宜用免疫抑制剂治疗；以骨髓衰竭为主宜用雄激素治疗。每个人的情况不同，疗效也会有所不同，采用中医疗法一般3个月到1年时间见效。

【急慢性白血病，关键增强体力】

门诊现场：一位80多岁的老人在儿子和老伴的搀扶下来到了诊所，老爷子说："我这一身的病，之前做过搭桥，又有淋巴癌，现在又查出有慢性淋巴细胞白血病，这可咋整啊？"

麻柔：别让这种白血病给吓着了，常见于60岁以上的男性，主要表现为成熟淋巴细胞增多，进展缓慢，有的患者几年都没症状。

现在白血病化疗法祛邪亦伤正，经化疗后经常表现为"正虚邪恋"、"气阴两虚"，很多患者就是忍受不了化疗而失去诊治的机会。结合中医药进行治疗，一方面可以祛除恶性细胞，一方面提高自身机能，可以达到"扶正祛邪"的目的。

【记者手记】

在麻柔教授的门诊，经常会听他说："不要把饭当成药吃。"起初，记者也很纳闷，吃饭怎么成吃药了呢？

听麻柔教授跟患者解释后才知道，原来，现在市面上关于血液病治疗的林林总总的饮食疗法，很容易让患者偏吃食物。

为了身体的营养均衡，吃饭就是吃饭，吃药就是吃药，不要对饮食疗法偏听偏信。

麻柔教授说，来到血液病门诊的每一位患者内心都特别焦虑不安，辗转求医问药，各种心情交织在一起，希望医生可以给指出一条走出病患的光明之路。

"治疗就是要顺其自然，"麻柔教授说，"不能太把病当回事。治疗的事情交给医生，疾病的困扰留给医生去烦恼，做患者的，该做的就是好好生活，顺其自然"。

已经是下午五点了，还有很多患者等着要求麻教授给看病。

"非常感谢大家了！"麻柔教授面带歉意地说，"今天真的没有办法看了，开了药你们也没法拿了，我们把大家的名字都记下，大家周四来看好不好？"

面对慕名来访的众多患者，麻柔教授总是尽量满足大家的需求，为此，本来周四只半天的门诊也都变成了全天。（田 茹）

第九章 | 耳眼鼻喉

- 耳鼻喉疾病最怕拖
- 青光眼术后别大补
- 高危人群早查眼底

北京儿童医院院长倪鑫提醒：

耳鼻喉疾病最怕拖

✚ 　专家简介：倪鑫，北京儿童医院院长，头颈外科学科带头人，中国抗癌协会头颈专业委员会副主任委员。

✚ 　擅长：头颈部肿瘤切除。包括甲状腺手术、腮腺手术、下颌腺手术、喉癌、下咽癌、口腔癌等手术，颈部淋巴廓清术及各种颈部肿瘤切除术。

【门诊见闻】

一台地灯、一把躺椅，医生头戴"探照灯"、手拿音叉，来回变换身姿以求更清楚地看到患处，而患者则被各种检查工具"折磨"得龇牙咧嘴。

想必这是很多人对耳鼻喉科的印象。但当记者走入倪鑫教授的诊室，眼前却呈现出另外一番情景。

"老太太，我给您鼻子做个检查。"倪鑫边说边将一根黑色的长管子插入一位八旬老人的鼻腔中，老人坐在宽大的诊椅上，眉毛一皱，身体微微向后倾，对这个陌生的黑管子显得有些畏惧。

"您老就放心吧，不疼，一小会儿就做完。"倪鑫注意到了老人的这个细节，迅速安慰着老人。

随着导管逐步深入鼻腔，老人的神情也慢慢放松下来。

这时，鼻腔内的状况通过安装在长管子上的摄像头清晰地展现在监视器的"法眼"下。

"我发现您的鼻子里长了点儿小东西，没大事的，就是一个小息肉。这是良性的，做个小手术就没事了。如果不做手术的话，小息肉就不听话了，越长越大，鼻子就会不通气了。"

看着倪鑫轻松的表情，老人放下了心理包袱，答应做手术。

等患者走出诊室，下一位患者还没进入诊室的间隔时间，倪鑫指着身边的鼻腔内窥镜笑着对记者介绍说："要是没有这个法宝，这位患者很可能就被漏诊了。"

他还补充道："传统设备比较坚硬，很难深入鼻腔内部，患者也会感觉很疼很痛苦。现在这种无创检查可以看到很多以往无法触及的地方，是我们的得力助手。患者也不会太恐惧检查。"

倾听、呼吸、吞咽，我们每天都在不停地重复着这些动作，或许正是由于它们的如影随形，反而使我们忽略了这些动作的"协作单位"——耳鼻喉。"耳鼻喉疾病最怕拖。"倪鑫教授强调。七窍相通，耳鼻喉一旦出了问题，会影响其他各个器官，甚至一些心脏疾病的早期症状也会体现在耳鼻喉，因此要及早治疗。

【耳朵嗡嗡响及早查听力】

门诊见闻："我前几个月耳朵总是嗡嗡叫，以为是上火了，没太在意。可是最近听力越来越差，别人说话都听不清了。"一位53岁的男性一进门便焦急地问道。倪鑫一边安慰患者一边给他做检查，最终被确诊为神经性耳聋，但由于没能及时治疗，只能采取保守治疗。

倪鑫：高血压患者如果出现脑供血不足会发生脑卒中，耳朵也是如此，如果供血不足，同样会造成耳朵内的听神经细胞坏死，出现听力下降。因此，对于很多老年人来说，由于其夜间血压往往会出现波动，血管随之收缩，进而出现供血不足，一早醒来会有耳鸣的现象。一旦出现上述情况，要及时通过输营养液以及激素治疗，使听神经细胞迅速恢复。如果时间过久，细胞死亡，则为时晚矣。

【感冒嗅觉差病毒在作祟】

门诊见闻：一位年轻女士前一段时间感冒了，之后没过多久突然鼻子闻不出味道了。经过一番仔细检查后，倪鑫笑着解释："不用担心，鼻子里没长东西，闻不见味儿是感冒造成的。"

倪鑫：一般来讲，如果在感冒后出现嗅觉失灵，往往是病毒造成的，也就是说，患者之前一定得的是病毒性感冒。由于病毒破坏了嗅觉细胞，因此不能将信号传递给大脑，所以才会出现闻不出味儿的现象。此外，由于耳鼻喉相互关联，感冒后还易出现听力下降，这是由于鼻塞造成连接耳朵和咽部的耳咽管被堵塞，耳朵内的积液不能顺利排出，于是将鼓膜击穿，造成中耳炎。尤其是儿童，一旦孩子感冒后出现听力下降，家长要及时带孩子到医院就诊。

【声带长息肉忌用嗓过度】

门诊见闻：一位中年女性一手指着嗓子，另一只手冲着大夫摆摆手，表示自己说不出话来。一旁的家人忙说，患者20多天前感冒后嗓子便有些不舒服，偏巧那天和老公吵架，大喊了一嗓子后就突然失声了。经过检查后发现，患者原来是声带上长了息肉。

倪鑫：说话发声都是靠声带的震动，但长期的活动，很容易使得声带过度疲劳，这就像我们的双手，长期的劳动会使手上长出厚厚的一层茧子。息肉就是声带过度疲劳后长出的茧子。一般来说，由于职业的特点，歌唱家、教师往往会出现这类疾病。普通人也要注意保护嗓子。尤其是感冒后，嗓子十分脆弱，如果大喊大叫，极易使其出现过度磨损，严重者会出现突然失声的情况。

【痰中带血丝排查鼻咽癌】

门诊见闻："我有鼻炎好多年了，最近痰中总是有血，检查后人家说不是肺癌，您给我看看，是不是鼻咽癌呢？"一个中年男子担心地问道。检查后，倪鑫说："放心吧，不是鼻咽癌，没事的，平时坚持洗洗鼻子就行了。"患者转忧为喜。

倪鑫：一般来说，痰里带血有两种可能，一种是剧烈咳嗽并伴有痰血，往往与肺部有关；另一种是早上嗽嗓子时咳嗽并带有咖啡色的痰血，这是由于冬季干燥，人在睡觉时痰会顺着鼻咽留存在嗓子里，到了早上醒来后，就会把痰咳出来。由于耳鼻喉这三兄弟紧密相连，因此，除了痰中带血外，鼻咽癌的早期症状还有鼻涕中带血以及听力下降。此外，北方冬季干燥，屋子里最好放一个加湿器，让鼻腔保持湿润的状态。

【记者手记】

每个患者做完检查，倪鑫大夫总会立刻把其发病的原因、如何治疗等问题一一详细地给予解释，在推荐患者做检查和治疗项目之前，也要详细说明出于什么原因和目的要做这项检查或者化验和治疗。

记者在他的个人网站上看到一些患者和家属对他评价也很高，其中一位患者家属说："倪大夫的恩情，怎一个谢字了得。"家属请他帮忙隐瞒病情，患者在术后出现焦躁情绪，多次用尖酸刻薄的话指责他，可他并没有气恼，依旧以微笑作答。患者的生命已进入倒计时，他亲自做检查，清理疮口，帮忙联系外院，建议患者接受止痛治疗。

倪鑫认为，在医疗服务中，医患双方的信息是不对等的，这就要求大夫在治病的同时，让患者得到更加全面的信息，让患者觉得大夫是真心实意地为他们着想。当患者了解了一定的医学常识，就可以对于自身疾病有充分的认识和理性的思考。这样，医生和患者就实现了圆满的沟通，消除了不必要的误解。（张 磊）

北京同仁医院副院长王宁利：

青光眼术后别大补

+ 专家简介：王宁利，北京同仁医院副院长，眼科中心首席专家，中华医学会眼科分会主任委员。

+ 擅长：青光眼、白内障、高度近视眼眼内镜屈光手术、遗传性眼病，各类青光眼手术，各类白内障眼内屈光手术及青光眼激光治疗，特别是疑难及复杂性青光眼治疗。

【门诊见闻】

上午十点左右，北京同仁医院门诊楼人头攒动。穿过拥挤的人群，王宁利教授进入诊室开始给患者看病，这一坐下，就是四个多小时。

门诊中，一个小女孩引起大家的关注。七八岁，长得很漂亮，刚做完手术过来复查。

王宁利认真检查后，笑着对女孩和她妈妈说："不错，手术很成功。慢慢就会恢复好的。"

小女孩的妈妈表示感谢，而小女孩儿却显得有点害羞，慢慢地从椅子上溜下来。

王宁利见她有些紧张，便逗她："小姑娘，等眼睛好了，要好好学习，以后做医生吧，好不好？"

小女孩笑笑不语。妈妈便代她回答："闺女说了，以后要考同仁眼科。"话一说完，诊室的人都善意地笑了。

王宁利很严肃地说："但是还要注意，这段时间要学着吃斋念佛。吃斋呢，就是吃素一点，信佛的人能吃什么，咱就吃什么。鸡蛋、牛奶、肉汤啥的，都别吃，这些都含高蛋白。"

"为啥不能吃这些呢，不都说手术后，要大补，伤口才能愈合快吗？"女孩儿的妈妈不解地问，旁边其他患者也都很纳闷。

"青光眼手术后不能大补，尤其是不能吃高蛋白食物。因为，青光眼手术和一般手术不同。青光眼（房水流动受阻，使眼压升高引起的）滤过手术，其原理就是在眼球上建一个房水外流的通道，来降低眼压，如果愈合太快，一旦通道重新闭合，手术就白做了。因此，这类手术后三个月内，需禁止或限制高蛋白食物。"王宁利耐心地给大家解释。

另外，他还给大家强调，除了"吃斋"，还要"念佛"。就是说，做完手术后，要静下心来，慢慢养着，不急躁，病就好了一半。

有些患者对记者讲，王宁利教授对青光眼患者术后"吃斋念佛"的提醒，十分好记，患者一听就会，一用就灵。这四个字的另外一层意思是，在坚持科学治疗眼病的同时，还要学会调整心态，拥有好的心态，就有好的视力。

【青光眼术后常按摩眼球】

门诊现场：一位男患者刚做了青光眼手术，眼压高，头疼。王宁利看了之后说眼压不太高，16mmHg 左右，患者坚持说 20mmHg 以上。结果现场检测眼压是 16mmHg。

王宁利：一般来说，眼压不超过一定水平，患者是不会感到头疼的，很多人头疼可能是其他原因。做完青光眼手术，建议常做眼球按摩。

具体方法是，双眼向上看，用拇指通过下眼睑皮肤，向上压迫眼球，每次加压 5 ~ 10 秒，停 5 秒再压迫，反复数次，每次做 3 ~ 5 分钟，每天 3 ~ 4 次。按摩后若感觉眼球变软，说明眼压有所下降。按摩后可复测眼压，检验效果。眼球按摩时，需注意手法，术后早期不可过重，以后不可过轻。最好先在医师指导下进行，学会后再自己按摩。

【持续眼压高可自测眼压】

门诊现场：一位妈妈带着 13 岁的女儿从陕西赶来，看得出，妈妈十分在意女儿的病情。"我怀孕时，身体特别不好，还是坚持要了。女儿出生后，别的都好，就是眼睛不好，眼压高，甚至到过 40mmHg。"说着，掏出一个眼压计（类似体温计），让王宁利给看看，测量得是否准确。

王宁利：这种眼压计叫"光幻学眼压计"，它测量的是"相对眼压"，也就是说，在一段时间内眼压的变化，主要用来监测近期用的药物是否失控，可以作为一个判断标准。但如果用来做诊断，是不够准确的。

如果有条件，可以在家准备一个，经常测一下，看看最近药物是否有效。用法是，把眼压计往眼前一压，眼前会一闪光，就测出来了。

【有家族史者做基因筛查】

门诊见闻：一位40多岁女患者最近眼压高，因为弟弟患青光眼，父母眼睛也不好，问是否需要做什么检查，提前预防青光眼。她还患有慢性荨麻疹，需吃抗过敏的药，询问这些药含不含激素，如果有，是否会影响眼压。

王宁利：如果有青光眼家族史，眼压又居高不下，那最好做个基因筛查，通过抽血就可以实现，北京同仁医院在做一个科研项目，征集这类人群，免费给大家做基因筛查，可先登记相关资料，届时由医院统一来检查。

高眼压患者在被确诊青光眼之前，可先观察3个月，不必担心错过最佳治疗时间，极早期损害对生活及工作不会造成影响。治疗慢性荨麻疹的药物中很可能含激素类成分，而此类成分一般会引起眼压升高。

【溃疡视力差防白塞氏病】

门诊见闻：一个20多岁的小伙子，脸上满是红红的痘印，说自己经常有很严重的口腔溃疡，脸上、身上的皮肤有红斑，每次口腔溃疡发作后，视力都会下降很严重。当地医生怀疑是白塞氏病。

王宁利：通过观察这位患者的眼部情况，结合描述，基本可以确定是白塞氏病。这种病一般在年轻男性中多发，属于风湿免疫病，最先出现的症状是口腔溃疡，急性期每年至少发作 3 次；另外还会有皮肤损害，如结节性红斑最为常见；其次就是视力损害，一开始是明显的眶周疼痛和畏光、发作性的结膜炎，溃疡每发作一次，视力便会急剧下降。

如果出现以上症状，应高度怀疑是此病。建议用免疫制剂，此病在中医上有比较好的治疗方法，可考虑选择中药疗法。

【记者手记】

记者随诊时感触最深的是王宁利教授实践的"知名专家诊疗团队"诊疗模式。五六个医生，大多是来自其他医院培训的住院医师和进修医生，还有一名本院副高级医师和主治医师。他们手里都抱着一摞病历本，而每位患者就诊时，都是由这些医生带着来的。这些医生已经详细地了解患者病情，对患者完成了初步检查。

在王宁利观察患者的同时，诊疗团队就在一旁汇报病历，从患者的病情、病史，做过哪些检查，具体到性格特点，很是详细。听完汇报，结合观察的情况，通过进一步检查，王宁利思考后，会给出一个判断，有时会先听听学生的意见，或者进行补充。如果碰到疑难或典型的病患，他会把学生叫在一起，开始"现场教学"，或者进行一个小型的"会诊"，最后给出一个更准确的诊断。

"这是国际流行的诊疗模式，叫作'专家诊疗团队'。但这个模式有个前提条件，需要患者预约，我们这儿80%～90%的患者都是电话预约的。我有个专门的预约电话，对所有公众开放。"王宁利补充。然后，其助手还给了这个预约就诊电话号码：010—58269656。（李凯菲）

上海交通大学医学院附属新华医院眼科主任赵培泉提醒：

高危人群早查眼底

✚ 专家简介：赵培泉，主任医师、教授，国内小儿视网膜疾病权威。上海交通大学医学院附属新华医院眼科主任，中华医学会眼底病学组委员，中华医学会眼科学会青年委员。

✚ 擅长：玻璃体视网膜疾病，包括糖尿病视网膜病变、严重眼外伤和黄斑病变，特别是小儿视网膜疾病的诊疗。

【门诊见闻】

在上海交通大学医学院附属新华医院，赵培泉教授有两个绰号："赵铁人"和"赵疯子"。"哪个医生会做手术做到深更半夜，不顾自己的身子，第二天还要看一百多位病人呢？"这是两个外号得来的原因。他是目前国内极少数开展小儿视网膜病变手术治疗的医生之一，全国各地的病人慕名而来。

在上海新华医院眼科，赵培泉教授的门诊是由一个团队在做的，包括医生、护士和见习医生。每周一和周四是他的出诊时间，每次都要晚上八九点才能结束当日的门诊，每次的患者几乎都要超过100人，最多有150多人。

偶尔会碰到稍早结束门诊，他会站在诊室门口，冲着外面喊：

名医出诊·耳眼鼻喉

"有谁看赵培泉门诊的?"一些没挂上号的人闻讯跑来。

赵培泉团队里的王琦医生告诉记者,他的手术日一般都要准备两副手套。一般的男医生,做手术都是用七寸半手套,他一定再准备一副八寸的,因为从早上做到晚上,手会肿。

6月23日下午,记者跟随赵培泉教授出诊,他前一天做手术做到凌晨两点,第二天又早起查房。门诊上的他虽然略显疲态,但一直全神贯注。到下午三点左右的时候,他和其他医生和护士说了声,暂停了门诊,到隔壁休息室躺了有十多分钟,回来后继续出门诊。

赵培泉的"粉丝"众多,不仅有常年追随他的一些病人,更有慕名而来参观学习的同行。他说:"我的手术室是开放的,不仅我们自己的医生、研究生和进修生可以不受限制地进入学习,我们还欢迎同行来参观学习,把技术'攥'在手里的想法和做法是狭隘的,治好中国人的眼病,需要很多人一起努力。"

赵培泉教授介绍,视网膜是眼球后部一层很薄的感光组织。眼睛的感光系统把光聚焦在视网膜上,视网膜将聚焦的影像转换成神经脉冲,然后通过视神经传给大脑。在我国,由于近视眼、白内障、糖尿病患者数量庞大,所以视网膜疾病并不鲜见,视网膜脱落如果没有及时治疗,会导致视力损伤,甚至失明。

【高度近视者:每年查一次眼底】

门诊现场:很多视网膜病变的患者,特别是一些青少年,鼻梁上几乎都架着一副高度眼镜,从外面看有好多圈圈。

赵培泉:近视,特别是高度近视的人视网膜非常薄,特别容易穿孔,而穿孔后就容易发生视网膜脱离。中国人近视眼非常普遍,很多人通过手术摘除了眼镜,但视网膜落的危险性并没有改变,且度数越高，高度近视时间越长，视网膜脱离的可能性就越大。高度近视者首先要避免高风险行为（如冲撞性运动、剧烈震动、头部大幅度运动等），而头面部一旦受到冲撞，就应到眼科进行一次常规眼底检查，以求及早发现视网膜脱离征兆。高度近视者每年做一次眼底检查。

【眼外伤患者：外伤易致视网膜脱落】

门诊现场：一个三岁儿童放鞭炮的时候伤了眼睛，导致了视网膜的脱落。一位中年人几年前曾经受过眼部外伤，现在视网膜也发生了部分脱落。

赵培泉：视网膜裂孔就是视网膜的一处全都裂开了。外伤是继发性视网膜疾病的最常见因素。很多人眼部受了伤会进行眼底检查，这样可以检查出来玻璃体和视网膜是否受损。因为周边视网膜裂孔的患者是没有症状的，只有在散瞳检查时才能发现，所以大多数有视网膜裂孔的患者并不知道自己存在视网膜裂孔。这种情况的出现一般都是因为视网膜由于玻璃体的牵拉而形成了裂孔。眼外伤以及有过眼睛手术者，就容易形成视网膜裂孔。

【早产儿：及早检查眼底】

门诊现场：数位常规早产儿筛查患儿和早产儿视网膜病变治疗随访患儿前来就医。

赵培泉：对于早产儿来说，眼部血管发育的后半段只能留在出生之后完成。为了抢救他们的生命，医生必须使用氧气。正是用于救命的氧气，有时会导致眼部血管畸形发展。在高浓度、长时间的血氧环境下，它们不再向边缘延伸，而是就地膨胀、变粗、打结，有时形成出血，造成一种对视网膜的可怕牵拉。但如果对用氧的早产儿进行眼科监测，尤其是抓住出生后一段时间的最佳治疗期，早治疗的话，完全可以避免对视力造成重大损害。对于早产儿，尽早筛查眼底疾病非常关键。

【糖尿病患者：体检时要告知病史】

门诊见闻：一位视网膜变性合并糖尿病视网膜病变的老年患者，手术后又要求再做手术。

赵培泉：这位患者没有手术的指征，强行手术可能造成视力更差。许多早期糖尿病视网膜病变患者，眼底已经有了病变，病变往往会影响视力，如果未引起重视，病情继续发展恶化，最终导致玻璃体出血、视网膜脱离，导致失明。控制血糖是糖尿病视网膜病变的治疗前提，而长期控制血糖对预防和延缓糖尿病性视网膜病变的发生和发展，也有重要意义。糖尿病患者必须定期进行常规眼底检查。糖尿病患者参加常规体检的时候，检查眼睛时一定要把糖尿病病史告诉医生。

【记者手记】

在赵培泉教授的门诊上，几乎所有的患者的眼睛都明显不同于常人。一位年老的婆婆，由女儿陪着过来央求赵培泉再次给她动手术，尽管她现在的视力已经非常差，她也知道手术很可能造成视力更加低下。但她就是想争取一下，看是否有百分之一的机会变得好一些。由于不具备手术指征，赵培泉为她仔细检查了两次之后，无奈拒绝了病人的要求。

更令人感到同情的，是那些因为遗传或者早产来到世界，却无法见到光明的婴幼儿。医学上，有一个称谓叫"白瞳症"，是指各种眼病导致的瞳孔变白。在门诊上，很多孩子都是等到瞳孔变白了之后才千里迢迢地来到上海看病。而瞳孔变白之后的孩子，大多数手术也不会有很理想的视力。早产儿家长并没有筛查眼疾的意识，很可能让他们抱憾终生。

医学进步的最有价值体现，是让人类远离那些本该避免的疾病困扰，而这需要不断积累和提高健康素养。而在这一点上，健康传播任重而道远。（刘永晓）

第 十 章 其他

- 治皮肤病最忌常换大夫
- 正畸为健康添自信
- 成人三成有慢性疼痛
- 防慢病要会精细生活
- 福尔摩斯医生尹佳

中华医学会皮肤性病学分会主任委员张建中提醒：

治皮肤病最忌常换大夫

➕ 专家简介：张建中，中华医学会皮肤性病学分会主任委员，北京大学人民医院皮肤科主任，国际皮肤科联盟（LIDS）中国理事。

➕ 擅长：各种疑难皮肤病，湿疹、荨麻疹、白癜风、脱发等。

【门诊见闻】

张建中教授一上午的特需门诊看了15位患者，第六位是一个小男孩，由姥姥带着来的。

患儿两只脚的脚脖子上都有很大的白色斑块，上面满是白色皮屑。

"几岁了？上几年级？"张建中关切地问。

"八岁了，没上学呢。"姥姥无奈地回答。

"怎么能不让孩子上学呢？"张建中上前仔细地查看男孩身上的白色斑块，带着一丝责怪的口气说。

"裤子粘着皮肤，孩子难受啊，又痒又疼的，没心思上学，这条裤子肥点，还好一些。"

"身上别的地方还有吧？"张建中追问。

姥姥脱掉孩子的裤子，让小男孩背过身去，映入眼帘的是孩子的两条腿被分成上中下三段，在其上对称分布的圆形白色皮屑斑块，犹如三个白色大圆盘贴在腿上。张建中很平静，招呼记者仔细看，说这是很典型的盘状湿疹。

"上身也有，前胸、腹部一块一块的，也抹过药，但还是反反复复发作。"姥姥述说着。

"刚开始是什么样的情况？"张建中问。

"开始的时候，也就是身上起了个小疙瘩，有点痒，他就挠，结果越挠越大。有时候晚上睡觉，太痒了，就挠出一大条血印子。"姥姥心疼地说着。

"孩子的长辈有没有谁有哮喘、皮炎或过敏性鼻炎的？"

"没有。"

张建中在给小患者仔细检查后，开了内服、外抹的治疗药物，并说，半个月后孩子就可以上学了。

患儿走后，张建中感慨地对记者讲，得了皮肤病，一着急就会到处找偏方去试，结果是药用了不少，却把病给看乱了。反反复复迁延发作，小病也会被看成"治不好的病"。

身上无缘无故起了个包，谁也拿不准它的性质如何。要是那个小小的包不小心出现了什么变化，痒痛难忍不说，块状的各色斑块或点状突起，外人看见了也不舒服。张建中教授强调，要坚持正规的、科学的治疗，既能帮我们缓解自己的痒痛不适，也能帮我们维护好外在的形象。

【脚背肿痒硬要彻底检查】

门诊见闻：一位 70 岁老太太，两年前双脚脚背很痒，结果挠破了。消肿后一段时间又肿起来了。脚背疼得厉害，后来就发黑，然后就慢慢地变硬了。

名医出诊

张建中：这类患者需要排除的是有没有丹毒，一般丹毒不会对称发作。患者左脚的皮肤已经僵硬得捏不起来，右脚可以捏起来一点。左脚背部皮肤几乎全部变黑，右脚只是边缘皮肤出现发黑迹象，皮肤弹性很差。经过询问，患者有风湿性心脏病病史，患糖尿病一年了。

出现这种情况，一般有四种可能，除了丹毒，还有糖尿病类脂质渐进性坏死、颈前黏液水肿、硬红斑，需要进一步做一系列的检查。

【卫星状扩散先弄清病因】

门诊见闻：患者 20 岁，右肩头有大小不一的玫红色斑块。患者说开始只是个肉色的小疙瘩，后来长成了红色硬结节。慢慢周围的皮肤也渐渐地红起来了，颜色很鲜亮。

张建中：这位患者的病情很特殊，玫红色的斑块呈现卫星状扩散发展，考虑为慢性感染，可能为分枝杆菌感染。进行皮肤活检和微生物检查后确诊他得了很罕见的"奴卡菌病"。

这是一种罕见的细菌感染，早期合理的治疗可免于疾病播散的发生。好在这种病有很有效的抗菌素，可以治愈。

其实，皮肤细菌感染都跟皮肤的直接接触、搔抓及机体抵抗力低下有关，只要明确是哪种感染类型就容易治疗了。

【环状红斑需要行活检】

门诊见闻：一位 50 岁的妇女，肚子上有一大片点状的突起。她说开始就一两个小疹子，后来肚子上长了一大片。一星期后，中央的红疹退了，但边缘的在扩散。

张建中：给这位患者进行了皮肤活检，结果证明是环状红斑。环状红斑是一组以环状或回状红斑为特征的皮肤病，不是一种独立的疾病，而是各种不同原因引起的真皮炎症反应，病因尚未完全明了。

荨麻疹和环状红斑症状相似，但荨麻疹表现为局部或全身皮肤上突然成片出现红色肿块，非常痒。一般在 24 小时内消失，反复多次。跟某些食物、药品、虫咬、细菌感染、接触刺激性物质及冷热过敏等有关。

【脑门"变大"要对症治疗】

门诊见闻：患者 23 岁，说其发际线向后退了很多，并说他的爷爷和爸爸也都有这样的困扰，只是他爸爸在五十岁时才出现这种情况，他很担心。

张建中：这种脱发除了前额的发际线增高，有的还会出现秃顶，但刚开始不容易被发现。

其实，这是男性体内的雄性激素异常引起的，也叫雄激素性脱发。一般出现在 20 岁左右，但也有十几岁的患者。现在有针对这种脱发疗效很好的药物，不再是难治病了。

临床上除了雄性激素性脱发，还有斑秃、瘢痕性脱发等。斑秃会一块一块的脱发，反复掉发、生长。而瘢痕性脱发则不能再长出头发。

【记者手记】

人人都会有皮肤上的困扰，可也都害怕不小心得上皮肤病。似乎，不小心得上了皮肤病，就像招惹了甩不掉的蟑螂，怎么费力地

名医出诊·其他

去摆脱，都显得很无力，所以也就会竭尽全力去寻找捷径，希望达到立竿见影的效果。

张建中说，很多来找他看病的患者，也都是在外面绕了一大圈，遍访"名医"，试过很多偏方、验方，结果却把小病不小心看成了"疑难杂症"。他再三跟记者强调说，皮肤病的诊疗是一个综合性的过程，医生要仔细询问病史，认真检查，以做到准确诊断，然后才能有正确的治疗。

关于皮肤病的治疗，绝不是抹一点药、吃一点药就可以了的，生活事项的注意也非常重要，医生应当从生活的各个方面，包括衣、食、住、行、洗等，教育和指导病人。另一方面，病人患皮肤病后，要到正规医院诊治，要和医生密切配合，进行正规、系统的治疗，才能取得比较好的效果。

张建中说，在国内要想让一个皮肤病患者跟着医生进行半年以上的规律用药很难，许多患者打一枪换一个地方，总希望大夫开的药一吃就好，一用就灵，不愿意坚持治疗，使得疾病不断复发。结果是比维持治疗使用的药量多得多，不仅耽误治疗，还影响了生活质量。（李桂兰）

北京大学口腔医院正畸科主任周彦恒教授：

正畸为健康添自信

✚ 专家简介：周彦恒，北京大学口腔医院正畸科主任、教授、博士生导师。美国凯思大学牙医学院兼职教授，中华口腔医学会正畸专业委员会候任主任委员，世界正畸联盟（WFO）理事兼会员、国际牙科研究会（IADR）。

✚ 擅长：口腔正畸综合治疗、成人正畸、隐形矫治等。

【门诊见闻】

同时兼顾四间诊室，周彦恒主任在一间又一间诊室中穿梭着。一位四十多岁的患者正躺在一把椅子上等待诊治。

周彦恒主任娴熟地将矫治用的托槽通过胶粘贴在牙齿上。每一颗牙齿上的托槽对应着不同的颜色，刚戴上时五彩缤纷的。

"很好看吧，这颜色一遇水就没了，就是平时看到的透明的小托槽了。"周彦恒主任笑呵呵地说，"这个过程看似简单，其实如果位置选的不对，不仅起不到矫治的作用，还会越矫越乱"。

粘完矫治器，等胶固化了之后，还需要将正畸用的钢丝结扎在托槽的槽沟内。

"这摆弄钢丝的形状可是个技术活儿，"周彦恒主任一边通过手工钳夹出弓丝（钢丝）的角度，一边乐呵呵地跟记者说，"每个弓丝弯曲的角度和程度都不同，也会随着治疗的进展不断更换。像这位患者牙根不太结实，就需要夹一个角度稍微外倾，既能起到矫治的作用，又不会过度拉伤。"

戴上矫治器后，周彦恒主任对患者说，买个牙膏旅行套装随身携带，吃完饭后就赶紧刷牙。另外不要吃硬的东西，要吃的话把苹果切片，排骨炖烂了再吃。

"选择正畸就要有耐心，别太心急。"周彦恒主任说，"牙齿长了这么多年了，要把它矫正就不能跟它较劲，要慢慢来，要有长征必胜的信念。"

"有您我就放心了！"患者积极地应着。

周彦恒主任跟记者解释道，正畸是一个很漫长的过程，两三年甚至更久，需要患者和医生共同配合。特别是取下矫治器之后的保持期，一定要戴保持器，及时复诊，才能把矫治效果保持下来，否则就功亏一篑了。

牙齿排列不整齐，看似没什么打紧的事，北京大学口腔医院正畸科主任周彦恒说，牙齿不整齐会引起说话漏风，咀嚼有障碍，时间一长，肠胃功能就会受损，有的患者还会患上颞颌关节疾病。所以说，正畸不仅仅是为了美貌，更是为了身体长久的健康。

【地包天下牙外凸：七八岁治效果好】

门诊见闻：一个五六岁的小男孩，在诊室里的椅子上爬上爬下、活蹦乱跳，一旁的妈妈却是满心焦虑，希望赶在孩子上学前治好。

周彦恒：正常情况下上下牙咬合的时候，上牙在前下牙在后，反过来了就是地包天。

地包天矫治要早，长期如此会导致肠胃功能的过度负荷，引发肠胃疾病，也可引发颞颌关节疾病。十周岁以前的孩子正处于生长发育阶段，可促使颌骨骨骼生长，以纠正恢复正常的咬合关系。而上颌骨发育不足的骨性地包天患者，七八岁左右治疗效果最好。如果换牙后骨骼畸形严重，就只能正畸正颌联合手术治疗。

【颌骨偏斜下巴歪：术前正畸不可少】

门诊见闻：一位年轻的妈妈，一见周主任就着急地问："主任，您给看看，我女儿是不是下巴有点歪了，刚开始觉得没事，可越来越明显了，可咋办啊？"

周彦恒：这个小姑娘确实下巴有点歪。左边的颌骨长得快，右边的颌骨长得慢，下巴向右偏斜，只能等孩子生长发育基本完成后，通过正畸正颌联合手术进行治疗。

很多人觉得手术就行了，为什么还要正畸？术前正畸就是保证移动颌骨时牙齿不会错合，同时，协调牙弓的形态和宽度，为颌骨手术创造条件。如果不进行正畸就手术治疗，很难恢复甚至导致更大的异常。

【牙性骨性区分治】

门诊见闻：一个高挑靓丽的跳芭蕾舞的姑娘，皮肤白皙、穿着也很时尚，就是有点儿龅牙，嘴巴向前突，难免多了点遗憾。

周彦恒：这位姑娘的牙齿前突（龅牙）带矫治器大概需要三年。现在的矫正器中陶瓷托槽与牙齿颜色相似，还有一种隐形矫治，可随时摘戴，并不会影响美观。

有些前突是由于牙齿向前倾斜过大导致的，称为牙性前突；而有些是由于上牙槽骨发育过度或者下牙槽骨后缩导致，称为骨性前突。对于牙性前突，一般采用单纯正畸来矫正。而对于严重骨性前突，单纯正畸效果不明显，需要正畸正颌联合手术。

【排列紧密不整齐：拔不拔牙有说法】

门诊见闻：一个十多岁的小姑娘，看着挺精致，一笑起来露出来的牙却大打折扣。孩子的妈妈很着急，周大夫，您说这可怎么办啊？别的医生说要拔两颗牙，这拔了牙不就少了两颗吗？

周彦恒：这个小姑娘的牙齿拥挤很严重，如果不拔牙，很难矫治，即便矫治后也容易复发。

一般牙齿拥挤程度较轻，只需要在牙弓内侧放一个牙弓扩大器，患儿家长可以通过旋转螺旋来加力，扩大牙弓，创造一定的间隙。如果拥挤程度重，一般会拔除口腔中龋坏的牙齿，或不健康的牙齿，或者拔除对咀嚼功能影响较小的双尖牙，利用拔牙间隙来排齐拥挤的牙列。

【记者手记】

"不要捂嘴笑，要笑就大大方方自自然然的。"周彦恒主任常常这样对来诊的患者说，"牙齿有了问题，身体健康受损这是必然的，有很多人还会自信心受损，工作生活不如意，甚至患上心理疾患。"

正畸不只是个技术活，除了给大家一个美丽的外表，改善正常的口腔咀嚼，促进胃肠道的功能恢复外，还能带来发自内心的自信，这才是意外的收获。

以往在其他的门诊里见到的都是很痛苦的病人，这儿痛，那儿不舒服的，可在正畸科的感觉是不一样的。来这里的人大多没有什么严重的躯体上的不适，更多的是因为形象严重影响生活，饱受情绪困扰前来诊治的。

牙齿的一些小小缺陷，会给生活增添很多遗憾，很多人因此情绪沮丧，生活不如意。为了矫正生活的那些遗憾，就不得不在自己的牙齿上做些小小的改变了。

而正畸的过程本来就是缓慢的，就如周彦恒主任说的那样，正畸不仅仅是个技术活儿，更多的是给就诊的人带来精神上的鼓励和支持。正畸往往都要两三年，时间很长，而就是这样一个缓慢而痛苦的过程，帮助就诊的患者慢慢找到了自信。

"自信可是一辈子的事儿，现在痛苦一点，不过值得！"周彦恒主任说。（田 茹）

中华医学会疼痛分会主任委员樊碧发：

成人三成有慢性疼痛

✚ 专家简介：樊碧发，中华医学会疼痛分会主任委员，全国疼痛诊疗研究中心主任，北京中日友好医院疼痛科主任，美国纽约州立大学客座教授。

✚ 擅长：癌痛、带状疱疹后遗神经痛、神经病理性疼痛（周围神经损伤后疼痛、脊髓损伤后疼痛、幻肢痛、残肢痛）、各种慢性颈肩腰腿痛、骨关节痛、头痛、三叉神经痛、腰背部手术后综合征、复杂性局部疼痛综合征、臂丛神经损伤、糖尿病末梢神经病变引起的疼痛、缺血性疾病及其他慢性顽固性疼痛的治疗。

【门诊见闻】

一位50多岁的女性在家人的搀扶下，一瘸一拐地走到医生面前，满面愁容地说道："樊大夫，疼痛太折磨我了，活着真痛苦，现在我连死的心都有了，您可一定得救救我！"

樊碧发主任急忙说："您不要太悲观了，告诉我哪里不好？"

患者带着哭腔一面说一面在身体上比画着："我去年五月做完腰椎手术后，感染了，现在腰、腿连脚都特别疼，疼得我实在受不了了。"

樊碧发主任追问到："形容一下是怎样的疼？"

患者回答："就好像好多针在扎我，还很胀"。

樊碧发主任伸手摸了摸疼痛的部位，患者立马疼得哇哇大叫，直呼："您轻点，实在是太疼了！"

患者眼泪直在眼圈里打转转，说道："我在电视上看到了您做的节目，就是奔着您来的，您和电视上好像还不太一样，感觉更平易近人。"

樊碧发主任边认真翻看病历边说："咱们不说那些，就说您的病。把您检查过的片子给我看看"。

在仔细看了各种检查资料后，樊碧发主任耐心地跟患者解释："您应该患上的是腰椎手术后疼痛综合征，不管手术发生不发生感染，都可能出现这种疼痛。根据您现在的情况，我建议你做SCS（脊髓电刺激）治疗，也就是在您腰椎手术部位上方的脊髓阶段进行微电流干预。在预约手术的期间，你需要服用止痛药来控制，同时要做一个双下肢的肌电图，帮助我更好地安排进一步的治疗方案。"

听了樊碧发主任的一番话，患者好像心里踏实多了，"一切听您的，我现在有盼头了，等我不疼了，我一定来给您磕头谢恩！"

樊碧发主任脸上依旧洋溢着微笑，说道："那可使不得，记得心情一定要放轻松，要相信疼没有止不住的"。

相当一部分人认为，疼痛只是疾病的伴发症状，殊不知，许多疼痛本身就是病，比如带状疱疹后神经痛、偏头痛、幻肢痛以及癌痛等。樊碧发主任介绍说，成人中有30%存在慢性疼痛的问题，这其中又有30%的慢性疼痛患者是查不出原因的。与其反复受折磨，还不如让疼痛科医生进行专业化治疗。

【颈肩腰腿痛：属人体老化，综合保守治】

门诊现场：一位71岁的女性患者腰疼已经十几年了，最近三个月疼得特别厉害，半夜都会疼醒，右边大腿外侧也疼，热敷能缓解。患者吃过多种治疗药物，能随口说出许多晦涩的药名。樊大夫开玩笑说："老人家，你知道的药比我学生知道的还多呢。"

樊碧发：这名患者存在腰椎侧弯、腰椎间盘突出、椎体滑脱、骨质疏松等许多问题，可以说，老年人常出现的各种退行性病变都有了。此外，患者吃的药过多，其中非甾体解热镇痛药（如止痛片、对乙酰氨基酚等）会伤害胃肠肝肾，不宜长期大量服用。建议患者先做一个月的疼痛科综合保守治疗，看复查情况决定是否进行微创手术。同时，要多晒太阳，从事户外活动，注意不要摔跤。

颈肩腰腿痛最为常见，它是人体运动系统老化的表现，多伴随着劳损而产生症状，常会反复发作。有的有手术指征，但患者害怕或不愿意手术。有的没有手术指征，吃药也不管用。等情况严重影响患者的生活质量，比如上述患者，在疼痛科可以进行除服药以外的综合治疗，包括做一个微创介入手术，约80%的患者疼痛症状可能得到减轻。

名医出诊·其他

229

【带状疱疹后神经痛：不死的癌症，微创介入术】

门诊现场：一位 62 岁的女性患者一年前得了带状疱疹，腰部、右腿长了一百多个泡，如今疱疹虽然治好，但右腿仍旧出现刀割、火烧样的疼痛，轻轻一碰就疼，而且是持续性的疼痛。同时伴发腿肿，已影响正常走路和生活。

樊碧发：这名患者是典型的带状疱疹后神经痛，目前她吃的药已经是"极致了"，也就是说，能吃的药都吃遍了，这种情况下，建议患者先改变一下药物的组合，看看能不能缓解症状，如果还无效，主张其进行微创介入手术。

带状疱疹后神经痛被称为"不死的癌症"，它是急性带状疱疹疼痛的后遗症，发病率为 7% ~ 27%，且随着年龄的增长发病率不断增加。早期需要通过综合治疗手段进行治疗，例如：局部治疗、药物治疗、疼痛治疗仪、神经介入等，若是治疗效果不佳，可以采用神经调制技术进行治疗。越早期的治疗效果越好。建议积极治疗，以免造成难以治愈的顽固性疼痛。如经济条件允许，可以考虑应用中枢靶控镇痛输注系统治疗。

【三叉神经痛：先明确病因，最小代价治】

门诊现场：一位 43 岁的女性患者面部疼痛，尤其是嘴唇下部的一小块区域最为明显，疼痛犹如过电、撕扯一般，而且疼痛呈放射状。吃饭、说话都感觉非常疼，拔了一颗牙齿也不见好转。患者不清楚到底是牙痛还是肌肉疼痛。

樊碧发：对于这类患者，一定要弄明白究竟是牙齿或牙周疾病，还是神经出问题后引起的疼痛，比如三叉神经痛，患者会以为自己是牙痛，有的人甚至为此拔掉牙齿，但疼痛仍然没有缓解。因此明确疼痛的原因，对选择治疗至关重要。另外，建议患者做一个颅脑的核磁共振检查，因为研究表明，在头面部疼痛的人群中，大约有5%的人可能颅内会出现某些病变，首先必须要明确这一点，之后，可以视情况为患者选择合适的治疗，如微创介入治疗等。

三叉神经痛是一种发生在面部三叉神经分布区内反复发作的阵发性剧烈神经痛，是影响患者生活质量最常见的慢性疼痛之一，多发生于中老年人。建议患者服用营养神经的药物及控制神经痛的药物，或者进行微创介入治疗，即对病变的神经进行调制或热凝，可以最小的代价，达到有效镇痛的目的。

【幻肢痛：脑脊髓问题，脊髓电刺激】

门诊现场：一位 71 岁的女性患者切除左臂近十年了，但总是觉得被切除的肢体仍在，而且具体能感觉到断肢的食指和中指有火烧火燎的疼痛感，记忆非常清晰，疼痛持续时间很长，近两年来，疼痛程度越来越重。

樊碧发：许多人对幻肢痛都没有正确的认识，觉得这并不是一种病，而是患者脑海中想象出来的。其实，这种疼痛是由于患者脑脊髓等中枢神经系统出了问题引起的。幻肢痛不能乱治，要让专业的疼痛科医生治疗。建议患者入院并根据病情选择适宜的治疗手段。

幻肢痛患者常常受到他人的误解，身心都倍受煎熬，它是比较难以治疗的疼痛性疾病之一，常规的止痛方法往往无法解决。患者可以尝试脊髓电刺激治疗（SCS），即植入特殊电极，通过生物电刺激，达到镇痛的目的，这种手术创伤小、疗效显著，而且多数情况下会获得满意疗效。若脊髓电刺激无效，还可选择蛛网膜下腔可编程吗啡泵植入术减轻痛苦。

名医出诊·其他

231

【记者手记】

采访樊碧发主任前，记者在百度上搜索"樊碧发"得到了 14.3 万条检索结果，排在前面的都是中央电视台、北京电视台、人民日报等多家权威媒体对他的采访报道。原来，樊碧发主任一直在忙着跟老百姓做关于怎么样更好缓解疼痛的工作。

在樊碧发主任的门诊，他告诉记者，以前曾经有一名患者辗转四十多家全国大型医院，奔波于各个科室之间，钱花了，罪也受了，但最后疼痛是一点没见好。

"很多人认为疼痛只是一个症状，其实慢性疼痛也是病，还是严重的病，会让正常的生活一团糟。"樊碧发主任说，有了疼痛科以后，患者如果经历无休无止疼痛的折磨，又不知道到哪里看好，就可以直接找疼痛科看病了。

樊碧发主任的助手告诉记者，为了更好地提高疼痛诊疗水平，樊碧发主任还多次赴美国、日本进修学习，带回最先进的诊疗技术，开创"以微创介入技术为核心"的特色诊疗，最大限度地为患者解除痛苦。

樊碧发主任外表看起来彬彬儒雅，还总是面带笑容，有些患者来了后就会说："看到您，我的疼痛就好了一半了。"在疼痛科看到了太多的痛楚，有一丝的笑容就能帮助患者减轻一点点的负担。"痛虽不快乐，但只要选对治疗，也许就能看到曙光。"樊碧发主任总是这样反复跟前来就诊的患者打气。　（马淑燕）

中华医学会内分泌学会副主任委员李光伟提醒：

防慢病要会精细生活

✚ 专家简介：李光伟，主任医师、教授，中国医学科学院
阜外心血管病医院内分泌与心血管病诊治中心首席专家、主
任，中华医学会内分泌学会副主任委员。

✚ 擅长：内分泌疑难病，包括糖尿病、垂体病、甲状腺病、
肥胖症等。

【门诊见闻】

在门诊中，有几个患者还真是给李光伟出了点难题。

有个女患者显得很焦急，"李主任，我没有不舒服的感觉，餐后血糖是 7.0mmol/L 多点，不算太高，但总是比我以前高，降不下来，怎么办呢？"

"你现在还没有发展成糖尿病，但控制不好将来也有危险，为什么比以前高呢？生活方式有改变吗？"

"没有啊，我先生有糖尿病，家里几乎不吃油炸食品，多吃蔬菜，我每天陪丈夫走路一个半小时。只是为了'保护'他，几年来，都是我替他挡酒，应酬多，经常喝，红酒一喝就是一大瓶。"

"这就是你的病根儿，酒喝多了不行。喝红酒本来就该倒一点点，晃一晃，闻闻香味，慢慢品。"

"不行，我们是山东人，一倒就是一大杯，又都是好朋友，不

好意思，真的很矛盾。"

李光伟半开玩笑地说，"那教你个方法，杯子大不怕，倒一点酒，多放点冰块。"

另外一个女患者有点倔，认为糖尿病患者太瘦不好，她本身体重超标了，还不肯减肥，总是偷偷地吃东西。陪她一起来的女儿，请李光伟给想个办法，好好劝劝母亲，因为"母亲就听大夫的话"。

李光伟思考了一下，拿起笔在病历本上唰唰地写起来，原来他把对这位患者的减肥要求和方法都详细地写了下来，"不吃油炸食品，多吃凉拌菜，香蕉半个，苹果半个……"后来，想了想，他又改成了"苹果四分之一个"。

李光伟后来解释说，"根据她女儿的说法，该给她再减量一半，这样，即使她再想多吃，也不会超过太多了。"这就是李光伟针对不同患者的个性化医嘱。

"关于要不要给患者加号，有时候挺矛盾的。为了保证每个患者有充足的时间诊治，我坚持一上午看病不超过 20 人，但有些外地人冲着我来了，这次看不上就要等一周时间，于心不忍，就给加上了。"刚给最后一位加号患者看完病的李光伟，边洗手边对我说。记者跟随李光伟出诊一上午，发现糖尿病防治方面有一些共性问题值得关注。

【前期可强化治疗】

门诊现场：一位女患者是新诊断的糖尿病，她的饭后血糖刚好超过 17mmol/L，李光伟建议她接受强化治疗，这样，就可以 3～5 年不用吃药了。

李光伟：有些处于糖尿病前期的患者可通过强化治疗享受一个不用打针吃药的"蜜月期"。刚刚得糖尿病，人体调整血糖、分泌胰岛素的细胞并未死掉，而是被高血糖"催眠"了，血糖略升高时，这些细胞"感受"不到，于是不分泌胰岛素。只要能将这些细胞"唤醒"，重新变得敏感，胰岛素分泌就正常，血糖也就正常了。一半的 2 型糖尿病患者在前期都可以享受强化治疗，2～3 周就可以了。

【心慌出汗更危险】

门诊现场：李光伟几乎会问每个糖尿病患者同一个问题："最近有没有饭前易饿，心慌、出汗、害怕的感觉？"

李光伟：低血糖比高血糖更危险，尤其是对老年糖尿病患者来说。糖尿病是慢性病，血糖高一点，不会立即危及生命。但低血糖就不同了，轻度低血糖（低血糖的标准是低于 4.0mmol/L）可导致心跳加快、血压升高，表现为心慌、手哆嗦、出汗等。如果严重低血糖持续超过 8 小时，人就会昏迷，可能会引发心脑血管疾病，发生脑功能障碍，甚至成为植物人或有生命危险。另外，低血糖的人补充糖分不当，很容易变成高血糖，应该谨慎对待。

【掌控饮食要恰当】

门诊现场：一位年轻女患者，特别清瘦，几个月前刚刚查出血糖偏高，很注意饮食，在营养专家的指导下安排自己的饮食，几个月下来，瘦了十来斤，血糖不稳定，时高时低。后来才发现，她把医生要求的"食粮重量"，当成了"熟食重量"，每顿饭都吃得特少。

李光伟：糖尿病患者体重太高固然不好，尤其是 2 型糖尿病患者，大部分人需要减重，但过度减重也不好。恢复正常体重是糖尿病治疗要达到的重要目标之一，但并不主张为了控制血糖而少吃，导致体重在治疗中降到理想数值以下。这位女患者给我们提了个醒，糖尿病患者控制饮食要适当。

【检查完做个记录】

门诊现场：有位患者从 2002 年得病开始，就一直坚持记录自己的血糖和体重等情况，有些泛黄的纸上，密密麻麻地记录着他这几年的血糖和体重变化情况。

李光伟：生病了，也要做个"聪明的患者"，给自己写个健康日记很好用。尤其是糖尿病患者，健康日志对于血糖的控制很有帮助。如果工作忙没时间记录太多内容，但是至少要包括以下内容：血糖（可以每周两天，每天有空腹、餐后两小时和睡前值）、降血糖药物（次数、剂量）、低血糖症状、每两周或每月的体重。如有时间还可记录饮食运动情况。下次就诊时带上，这是个很有用的诊断依据。

【记者手记】

好医生是一所大学，他不仅给你治病，还教你如何做一个精细生活的人。患病往往与生活习惯有关，尤其是糖尿病这类慢性疾病。李光伟给人看病时，能让患者感觉到，他不仅在为你看好病，还在帮你学会健康地生活。

李光伟还鼓励糖尿病患者给自己写健康日志，包括血糖、体重等。比如有位患者晚上休息不好，起夜比较多，在被问到起夜次数时，患者有点含糊，"三四次或者两三次吧"，李光伟就很耐心地去追问了几遍，还解释说，这些细节不仅可能对诊断有作用，这样追问是在帮患者形成一种认真的态度，关注自己的健康就得从生活细节开始。

就如你所看到的，这些貌似不起眼的小事情，的确是我在随名医出诊中感受最深的。还是那句老话，"病来如山倒，病去如抽丝"，其实，病的形成也是一点点积累成的。关注健康，降住糖尿病这只伏虎，就从关心生活细节开始吧。（李凯菲）

寻找过敏原就像侦破迷案：

福尔摩斯医生尹佳

➕ 专家简介：尹佳，中华医学会变态反应学分会主任委员，北京协和医院变态（过敏）反应科主任，主任医师、教授、博士生导师。

➕ 擅长：各种过敏性疾病疑难病症的诊治，尤其擅长过敏性哮喘、花粉症、变应性鼻炎、过敏性休克、食物过敏、药物过敏和荨麻疹的诊断与治疗。

【门诊见闻】

"尹大夫，您就给我加个号吧，您的号太难挂了。"在尹佳出门诊时，不断有患者进到诊室央求着。

在记者跟随尹佳出特需门诊的一上午时间，像这样想"走后门"的患者和家属进来了好几拨。

"实在不好意思，您是初诊患者，我真的是看不过来，要是我的复诊患者，看起来比较快，还可以给您加个号。下次我出门诊，您尽量早点挂号吧，抱歉了。"每每说这话时，尹佳都是一脸的难色。

尹佳一周出 3 次门诊，周一上午出专家门诊，挂号费 14 元，周二和周四上午出特需门诊和国际医疗部门诊，挂号费 300 元。

14 元的专家号多难挂，可想而知吧？就是这 300 元一个的特需号，想挂上也绝非易事。特需门诊和国际部门诊限号每次 10 个，还需要提前预约，很快就被全国各地慕名而来的患者一抢而空了。

"初诊的患者，光是过敏病史有时我就要问上十几分钟到20分钟，再加上看病历、开检查单、开处方、说医嘱等，一个患者起码要看半个小时以上。我知道患者都挺难的，可是随便给患者加了号，就只能缩短其他患者的门诊时间，这样对所有的患者都是不负责的。"尹佳也很无奈，为了保证门诊质量，大多数时候只有"硬下心肠"拒绝患者的加号请求。

从早晨8：30接诊第一个患者，到下午1：02送走最后一个患者，尹佳一共看了17个患者，其中8个初诊，9个复诊。看似患者不多，可这4个多小时，她的嘴一直没闲着，忙得连水都没有喝上一口，中间仅仅小跑着去了一趟厕所。"一上午最多的时候看20个患者，这就是我的极限了，再多就没法看了。"尹佳说。

到变态（过敏）反应科看病的虽说都是过敏的患者，可过敏的原因真是五花八门，表现出来的疾病也是全身上下哪儿都有。我总结了尹佳一上午的门诊情况，其中有4个方面患者需要特别注意。

【湿疹：厚厚抹油缓解快】

门诊现场：一个年仅8岁，长相清秀的小女孩，简直可以用惨不忍睹来形容，不仅是露在外面的脸、脖子、手背，揭开她的衣服，身上都是抓破以后形成的一片片血痂。

尹佳：这是一名比较严重的干性湿疹患者。以前有些医生认为湿疹患者最好少接触水，少洗澡，其实，现在鼓励这样的患者，有条件的可以每天洗澡一到两次，甚至2～3次。洗完以后不要擦干身体，身上湿漉漉的就大量地抹润肤乳，橄榄油也很好，然后用大毛巾一包，这样才能充分地滋润皮肤，让皮肤慢慢地软化，恢复屏障功能。总是怕见水，皮肤会越来越干，越干越痒，越痒越抓，情况只能更加糟糕。

【哮喘：每天都要写日记】

门诊现场：9 岁的男孩天天患过敏性哮喘已经 4 年了，在尹佳主任的要求下，他的爸爸妈妈每天都会在一个专用的小本上，替他写"哮喘日记"。

尹佳：哮喘的治疗是一个长期的过程，患者的自我管理非常重要，对于小患者，家长可以帮助孩子完成这项工作，每天写哮喘日记，就是在医生设计好的病情记录表里填写相关内容即可。主要内容有哮喘的症状评分；还有鼻炎的症状评分；以及肺功能的情况，是通过吹峰流速仪来记录的；另外还有用药剂量、用药时间等。通过哮喘日记，医生可以动态地了解患者的病情变化、药物治疗的效果，从而制订更加有效的个体化治疗方案。

【休克：吃面后运动可能致命】

门诊现场：20 岁的大学生张强（化名）在一年的时间里，休克了三次，每次都是吃了炒面或牛肉面，然后去打篮球以后发病的。

尹佳：张强患的是一种叫作小麦依赖运动诱发的过敏性休克疾病。简单地说，就是吃了面食以后 6 小时内如果去运动，就会诱发过敏性休克。除了面食，有些过敏患者吃了虾、菜花、芹菜、蒜苗等食物，然后去运动，哪怕是走路这样非常轻微的运动，都可能诱发过敏性休克，这些被统称为食物依赖运动诱发的过敏性休克。这些情况其实并不是很少见，2004 年北京协和医院在国内报告首例患者以后，到目前为止，已经发现了 100 多个病例。

【脱敏：打针前要查肺功能】

门诊现场：10 岁的涛涛患变应性鼻炎伴有哮喘，查过敏原发现对霉菌过敏，从去年开始进行脱敏治疗，医生要求他在治疗期间，每天早晚吹一次峰流速仪检测肺功能，如果肺功能不好，则要停打脱敏针。

尹佳：脱敏治疗，也就是通过过敏抗原刺激人体逐渐产生抗体的方法。这是治疗过敏性疾病最有效、最根本的办法，一般需坚持治疗 3 ～ 5 年。但这种治疗方法也时刻隐藏着危险，因为每一针下去，都可能引起严重反应，比如哮喘急性发作，可能导致危险。因此，在脱敏治疗期间，需要每天监测肺功能，一般在家中用简易肺功能仪——峰流速仪进行监测。

【记者手记】

"你当时吃了什么？""同时吃的还有别的什么东西？""吃完以后做什么了？"……跟尹佳主任出了一上午门诊，最大的感触就是她的问题真多，有时一连会问十几个甚至 20 多个问题，直把患者问得抓耳挠腮地使劲回想着。

"过敏性疾病治疗的第一步，也是最重要的一步，就是找到过敏原。而这个过程，往往就像侦破一宗宗迷案，常常需要在细微之处，找到关键疑点，才能抓获幕后真凶。因此，做一名好的过敏科大夫，要有点神探福尔摩斯的意思，不放过任何蛛丝马迹去寻找过敏原。"尹佳说，这也是她之所以问诊起来"啰哩啰唆"的原因。

世界上几乎任何东西都可能成为过敏原，而目前医院能查的过敏原只有几百项，而且费用非常高。尹佳的步步追问，其实就是在帮患者尽量排查过敏原，并且筛选出"嫌疑犯"，最经济有效地进行过敏原检测。"做医生，咱得尽量为病人着想不是？"尹佳说。

中午 12：32，只有最后一个患者了，尹佳不禁稍稍舒了一口气。患者走进来，她笑着说，"辛苦了，让您等了这么久才看上。""瞧您说的，您更辛苦，都坐诊一上午了。"两人就像熟悉的老朋友一样相视一笑。（赵晴晴）

2012 年 11 月 25 日，由复旦大学医院管理研究所组织的《2011 年度中国最佳医院排行榜》和《2011 年度中国医院最佳专科声誉排行榜》再次发布，健康时报针对这 22 个科室、100 种常见疾病的名医名家进一步解读，给那些饱受疾病折磨的患者添一分希望。

当然，依据一个可能本身就仁者见仁、智者见智的榜单，在不到十天时间内进行读解，专业眼光、研究素材、日常积累都受限的情况下，其不足、硬伤肯定会有，敬希各路名医大家指正。

特别需要说明的有三点：第一，任何一位名医、大医的成长，都是从基础基层做起，都是从无名小医起步，都是经过无数次的失误失败成长起来的，年轻医生、浅资医生、基层医生更需人们的关爱、理解与支持。支持他们，就是支持中国医疗的未来。

第二，在目前医疗资源严重不平衡，大量病人蜂拥到大医院看病，并加剧了看病难的情势下，还是真诚地建议患者除非是疑难杂病、当地医院确不能解决，由当地医生建议下，再从这个榜单上寻求医生治疗。

第三，任何一个疾病的积累、延进都经历多年、甚至十几年的过程。平时不注重保健，熬夜加班，胡吃乱喝，导致疾病缠身，到最后不惜倾其所有，遍访神医，一旦病入膏肓，任何神医都是无力回天。其实，真正的名医是"治未病"，防病未发，预防在前，合理膳食、适度锻炼、心理平衡、戒烟限酒，比找名医更为重要。

骨科

主要疾病：骨折，颈椎病、腰椎病等脊柱疾病，人工关节置换，断肢再植，关节软骨损伤，骨肿瘤

1. 北京积水潭医院
2. 解放军总医院
3. 北京大学第三医院
4. 上海市第六人民医院
5. 北京协和医院
6. 四川大学华西医院↑（上升1位）
7. 上海长征医院↓（下降1位）
8. 北京大学人民医院
9. 南京鼓楼医院（新晋）
10. 上海交通大学医学院附属瑞金医院（新晋）

注：上升、下降、新晋是与《2010年度中国医院最佳专科声誉排行榜》比较的结果

时报导医：

中国手外科之父北京积水潭医院王澍寰院士、推动我国人工关节置换术的解放军总医院卢世璧院士、擅长脊柱侧凸诊治的北京协和医院邱贵兴院士等都是著名的骨科专家。这其中，王澍寰（88岁）、卢世璧（82岁）都因年龄较大退居二线。

北京积水潭医院当之无愧地排在骨科老大的位置，明星黄晓明拍戏粉碎性骨折就被第一时间送到该院。积水潭医院大牌专家云集，如创伤骨科主任黄雷在骨延长及骨不愈方面有研究，手外科主任田光磊是中华医学会手外科学会常委，小儿骨科副主任杨征被誉为中国马蹄足第一人。

解放军总医院骨科最擅长关节置换，其骨科分院院长王岩为现任中华医

学会骨科学分会主任委员，今年被推选为世界骨科联盟主席。以运动医学闻名的北京大学第三医院，其大外科主任刘忠军在脊柱创伤、退变、畸形及肿瘤方面有较深研究。

再把目光转移到上海，现任上海市第六人民医院骨科主任的曾炳坤，同时也是上海市四肢显微外科研究所所长；而上海长征医院的骨肿瘤外科在著名脊柱肿瘤专家肖建如教授的带领下，目前已成为国内乃至亚洲最大的脊柱肿瘤外科治疗中心。

华西医院骨科集"西部关节病诊治中心"、"西部脊柱外科中心"、"西部创伤骨科中心"等诸多荣誉于一身。在骨科主任，同时也是中华医学会骨科学分会副主任委员裴福兴的带领下，华西医院骨科目前已拥有床位236张，关节重建外科中心已成为国内最大的关节外科重建中心之一。

南京鼓楼医院骨科以年手术量4500例，年门诊病人9.6万人高居江苏省榜首，其骨科主任邱勇师从现代脊柱外科奠基人Dubousset教授，在脊柱矫形方面有较深造诣。南京鼓楼医院也是华东地区唯一能开展内窥镜下腰椎滑脱内固定、植骨融合术的医院。

其他：北京积水潭医院院长田伟是中华医学会骨科学分会候任主任委员，此外，北京大学第三医院院长陈仲强、西安交通大学医学院第二附属医院骨一科主任王坤正为中华医学会骨科学分会副主任委员。

皮肤科

主要疾病：白癜风、银屑病、黄褐斑、硬皮病、真菌病、顽固性湿疹、红斑狼疮皮肤损害、皮肌炎、大疱病等

1. 复旦大学附属华山医院
2. 中国医学科学院皮肤病医院↑（上升1位）
3. 北京大学第一医院↓（下降1位）
4. 中国医科大学附属第一医院（沈阳）↑（上升3位）
5. 安徽医科大学第一附属医院↑（上升1位）
6. 北京协和医院↓（下降1位）
7. 第四军医大学西京医院↓（下降3位）
8. 上海交通大学医学院附属瑞金医院（新晋）
9. 中南大学湘雅二医院（新晋）
10. 杭州市第三人民医院↓（下降2位）

时报导医：

皮肤科专科排名与 2010 年相比，复旦大学附属华山医院仍稳居榜首，上海交通大学医学院附属瑞金医院和中南大学湘雅二医院新晋上榜。本报去年重点介绍了排名前三名的医院，这次再推荐其他上榜医院及介绍一些知名皮肤科专家。

先说北方地区，位于沈阳的中国医科大学附属第一医院皮肤科由著名皮肤科专家、中国工程院院士陈洪铎坐镇，在免疫相关性皮肤病的诊治与研究方面走在前列。该科宋芳吉教授擅长治疗红斑狼疮、皮肌炎等自身免疫性疾病。北京协和医院皮肤科是我国最早的皮肤性病学科之一。北京协和医院皮肤科主任孙秋宁擅长真菌感染性疾病、深部真菌病等的治疗。该科苑勰教授从 1960 年开始对免疫性疾病进行研究，是当前国内外观察与治疗硬皮病最多的医生。

来看我国东部地区。复旦大学附属华山医院皮肤科是国内最好的皮肤科之一，病种多，单科门诊量全球第一，全年无休。该科傅雯雯教授擅长白癜风的治疗，她自己设计研制皮肤分离仪，开展用负压吸疱自体表皮移植治疗静止期白癜风 2000 多例，疗效显著。安徽医科大学第一附属医院是全国建科比较早的皮肤性病学科之一，建设了国内最为完整的全基因组关联分析平台，并连续在银屑病、麻风、白癜风、系统性红斑狼疮等重大疾病易感基因研究领域取得突破。科室主任杨森擅长银屑病的基因研究和临床治疗等。

西部地区的第四军医大学西京医院皮肤科是西部地区唯一的国家级重点学科，擅长白癜风、银屑病、恶性黑素瘤、血管瘤、痤疮、黄褐斑等病治疗。科主任、中华医学会皮肤性病学分会副主任委员高天文教授擅长治疗白癜风。

再来看南部。杭州市第三人民医院皮肤科是国家中医药管理局白癜风重点专科。该科学科带头人许爱娥教授是国内知名白癜风治疗专家。

其他：四川大学华西医院、第三军医大学西南医院、空军总医院等也很擅长皮肤病诊治。北京大学人民医院皮肤科主任张建中教授是中华医学会皮肤性病学分会现任主任委员，中南大学湘雅二医院皮肤性病科主任陆前进教授是副主任委员。

眼科

主要疾病：白内障、青光眼、眼底病、眼肿瘤、眼外伤、角膜病、屈光不正、小儿斜视与弱视等

名医出诊·附录

1. 中山大学中山眼科中心
2. 北京同仁医院
3. 复旦大学附属眼耳鼻喉科医院
4. 天津市眼科医院
5. 温州医学院附属眼视光医院
6. 北京大学人民医院
7. 北京协和医院
8. 北京大学第三医院（新晋）
9. 浙江大学医学院附属第二医院（新晋）
10. 山东省眼科研究所↓（下降 2 位）

时报导医：

眼科方面，中山眼科中心角膜病主任陈家祺、北京同仁医院副院长王宁利（青光眼、白内障）、北京同仁医院眼底病科主任魏文斌及天津市眼科医院原院长赵堪兴（小儿斜视与弱视）都各有擅长。下面再推荐一些其他眼科权威。

眼科泰斗谢立信是目前中国眼科学界唯一的中国工程院院士，现任山东省眼科研究所所长。他是我国角膜病专业的领军者和白内障超声乳化手术的开拓者。目前，谢立信教授每年仍主刀完成 1500 余例复明手术。

在上海及周边地区，可去复旦大学附属眼耳鼻喉科医院，该院眼科尤其擅长玻璃体视网膜疾病，该院副院长、眼科玻璃体视网膜病学科主任徐格致是美国玻璃体视网膜学会的会员。北京大学人民医院副院长黎晓新是中华医学会眼科分会前任主任委员，她被称为"现代玻璃体手术的开拓者之一，眼底玻璃体视网膜手术界的楷模"，2012 年 2 月，成为国内第三个"国际眼科科学院院士"（前两个分别是北京协和医院赵家良、天津市眼科医院赵堪兴）。

中山眼科中心原主任、眼科医院原院长葛坚，是中华医学会眼科分会第十届副主任委员，擅长青光眼方面的治疗；北京同仁医院角膜科主任邹留河在角膜移植、眼表重建等方面很权威。

温州医学院附属眼视光医院院长瞿佳是中华医学会眼科分会副主任委员，擅长眼视光方面的疾病；北京协和医院眼科主任董方田在治疗特发性黄斑裂孔方面很权威；北京大学第三医院眼科主任医师马志中擅长眼外伤方面的治疗；浙江大学医学院附属第二医院眼科主任姚克，是中华医学会眼科分会副主任委员、白内障学组副组长。

口腔科

主要疾病：牙颌畸形、牙痛、口腔颌面部肿瘤、龋齿、牙髓炎、牙周炎、阻生齿、牙周病、口腔溃疡、牙体病等

1. 北京大学口腔医院
2. 四川大学华西口腔医院
3. 上海交通大学医学院附属第九人民医院
4. 第四军医大学口腔医院
5. 武汉大学口腔医院
6. 中山大学光华口腔医学院附属口腔医院
7. 首都医科大学附属北京口腔医院
8. 广东省口腔医院
9. 南京市口腔医院（新晋）
10. 中国医科大学口腔医院（新晋）

时报导医：

从第一任中华医学会口腔科学会主任委员朱希涛，到现在的中华口腔医学会会长王兴，几乎历任的会长都是来自于北京大学口腔医院，实力让我们拜服。而四川大学华西口腔医院是我国口腔医院里的老大哥，始建于1907年。前任院长王大章教授，早在20世纪80年代就与国际上同步，开展了颞下颌关节内窥镜外科的研究工作，擅长的是口腔外科；现任院长周学东教授，在龋病防治等口腔内科疾病方面有着很深的造诣。

师从中国工程院院士邱蔚六教授的上海交通大学医学院附属第九人民医院院长张志愿，因习惯说"搞得定"，被医务人员亲切地称为"搞得定院长"。并在国际上首次提出头颈部血管瘤与脉管畸形的治疗规范指南，继承并发展了"具有中国特色"口腔颌面肿瘤外科。

解放军迄今为止唯一一所口腔医院就是第四军医大学口腔医院，院长赵铱民，同时也是军事齿科学会主席，从事"磁性固位技术"、"颌面部缺损的仿真修复和功能重建"课题研究，并创造了"应用种植－环支架－磁性附着体修复双侧上颌骨缺失"等多项修复新技术，圆满解决了修复体的固位和部分咀嚼功能重建问题。

武汉大学口腔医院是中部地区最大的三级甲等专科医院，中华口腔医学会名誉会长、武汉大学口腔医学院名誉院长樊明文，早在1981年就提出采用免疫方法防治龋病的设想。而中山大学光华口腔医学院附属口腔医院颌面外

名医出诊·附录

科，是亚洲口腔颌面外科医师培训基地、中华口腔医学会口腔颌面外科培训基地，院长黄洪章教授还是广东省口腔医学会会长，对口腔颌面部肿瘤、唇腭裂及无牙颌剩余牙槽嵴吸收的外科治疗很是擅长。

耳鼻喉

主要疾病：人工耳蜗植入、耳硬化、人工听觉技术、耳肿瘤、鼻咽癌、耳聋、扁桃体炎、慢性咽炎等

1. 复旦大学附属眼耳鼻喉科医院
2. 北京同仁医院
3. 解放军总医院
4. 北京协和医院↑（上升2位）
5. 华中科技大学同济医学院附属协和医院
6. 中山大学附属第一医院↓（下降2位）
7. 上海交通大学医学院附属新华医院（新晋）
8. 山东省立医院↓（下降2位）
9. 四川大学华西医院（新晋）
10. 第四军医大学西京医院（新晋）、湖南湘雅医院

时报导医：

2011年耳鼻喉科榜单新增了三家医院：上海交通大学医学院附属新华医院、四川大学华西医院和第四军医大学西京医院。复旦大学附属眼耳鼻喉科医院王正敏院士、北京协和医院耳鼻喉科曹克利教授、北京同仁医院韩德民院长，以及解放军总医院姜泗长院士等都是这方面的权威专家。

此外，如果您在广东省，可以考虑到中山大学附属第一医院就诊。该院的耳鼻喉科室是国家医学重点学科和广东省重点学科。学科带头人许庚是我国鼻内镜微创外科学创始人，全国鼻外科学组组长，主要研究鼻内镜微创外科，并擅长鼻颅底肿瘤手术治疗。

上海交通大学医学院附属新华医院耳鼻咽喉－头颈外科主任吴皓，同时也是上海市儿童听力障碍诊治中心主任，在国内率先开展各种岩骨进路大型听神经瘤手术，手术效果达到国内领先、国际先进水平。

如果您在中原地区，可考虑华中科技大学同济医学院附属协和医院。该院副院长孔维佳，是湖北省高校重点学科耳鼻咽喉科教研室主任，现为中华

医学会耳鼻咽喉科学分会副主任委员，中华医学会湖北省耳鼻咽喉科学会主任委员，擅长耳聋、眩晕及耳鸣等耳科疾病诊断和手术治疗。

西南地区，今年新晋入榜的四川大学华西医院耳鼻咽喉科始创于1929年，其前身——成都存仁医院为我国和东南亚最大的一所眼耳鼻喉专科医院。国内著名耳鼻咽喉科专家姜泗长、郑中立、卜国铉等曾在此院工作过。该院耳鼻咽喉－头颈外科主任刘世喜是中华医学会耳鼻咽喉头颈外科分会中青年委员和中国医师协会耳鼻咽喉科分会常委，擅长喉癌手术、喉支架重建和修复手术及喉显微外科激光手术。

风湿免疫病

主要疾病：类风湿关节炎、强直性脊柱炎、系统性红斑狼疮、硬皮病、干燥综合征等

1. 北京协和医院
2. 上海交通大学医学院附属仁济医院
3. 北京大学人民医院
4. 解放军总医院
5. 南京鼓楼医院
6. 中山大学附属第三医院↑（上升1位）
7. 第四军医大学西京医院↓（下降1位）
8. 四川大学华西医院（新晋）
9. 中日友好医院↑（上升1位）
10. 上海长征医院（新晋）

时报导医：

风湿科的老大地位一直由北京协和医院占据，中华医学会风湿病学分会几届主委唐福林、张奉春都在该院，上海交通大学医学院附属仁济医院鲍春德、陈顺乐两届科主任都是风湿病学界知名专家、北京大学人民医院栗占国教授是中华医学会风湿病学分会现任主委，各类风湿疑难杂症都是其强项。今年我们推荐后七位医院的知名专家。

解放军总医院在治疗强直性脊柱炎方面最具特色，有著名风湿病学专家蔡醒华和施桂英两位教授坐镇，现任科主任黄烽是全军风湿病中心主任、兼任中国医师协会风湿免疫科医师分会副会长。

南京鼓楼医院风湿科在国内率先开展血浆置换治疗红斑狼疮、类风湿关节炎、硬皮病，国内率先开展红斑狼疮造血干细胞移植治疗，风湿免疫科主任孙凌云教授是中华医学会风湿病学分会副主委，目前该科干细胞治疗风湿性疾病处于国际领先地位。

中山大学附属第三医院一直是华南地区风湿免疫领域的老大，近年来在科主任古洁诺教授的带领下，在生物制剂治疗强直性脊柱炎方面处于全国领先地位，还拥有全国著名的风湿病学专家余步云和汤美安两位教授。

西京医院风湿免疫科是全军风湿病专科中心，该科前任主任朱平教授任中华风湿病学会常委、中国免疫学会临床免疫分会副主任委员，风湿病免疫疗法是该院的特色。华西医院风湿免疫科是西南地区最权威、实力最强、诊疗水平最高的风湿病诊疗中心，该科主任刘毅教授师从著名风湿病学专家蔡醒华、施桂英教授，是中华医学会风湿病专业委员会常务委员。中日友好医院风湿免疫科以中医为特色，科主任阎小萍教授是第四批全国名老中医药专家。

肿瘤

主要疾病：肺癌、乳腺癌、胃癌、肝癌、胰腺癌等消化系统肿瘤，妇科肿瘤，血液系统肿瘤等

1. 中国医学科学院肿瘤医院（北京）
2. 中山大学肿瘤防治中心（上海）↑（上升1位）
3. 复旦大学附属肿瘤医院↓（下降1位）
4. 天津医科大学附属肿瘤医院
5. 北京大学肿瘤医院
6. 山东省肿瘤医院
7. 浙江省肿瘤医院
8. 哈尔滨医科大学附属肿瘤医院（新晋）
9. 四川大学华西医院（新晋）
10. 江苏省肿瘤医院（新晋）

时报导医：

本次肿瘤榜单前10名医院，基本是肿瘤圈顶级医生的所在地，与去年稍有不同的是新入选了一南（江苏省肿瘤医院）一北（哈尔滨医科大学附属肿瘤医院）两家肿瘤专科医院，以及一家综合医院（四川大学华西医院）。

排行第一的中国医学科学院肿瘤医院，是新中国成立以来第一个肿瘤专科医院，也是亚洲地区最大的肿瘤防治研究中心，目前，医院有肿瘤内科的创始人孙燕院士、肿瘤病因学专家程书钧院士等 4 位院士，以及我国头颈外科学科的创始人之一屠规益教授等名医大家。同时，该院放疗科李晔雄教授、肿瘤内科徐兵河教授、妇科吴令英教授都是医院的"一把手"和业界的知名专家，医院在肺癌、食管癌、胰腺癌、大肠癌、淋巴瘤等诊治水平处国内前列。

中山大学肿瘤防治中心，以中国科学院院士曾益新为中心主任和院长，在鼻咽癌研究方面取得重大突破。此外，该院的胸外科是华南地区综合实力最雄厚的。

复旦大学附属肿瘤医院最强的是病理科，乳腺癌、大肠癌也是医院品牌。天津医科大学附属肿瘤医院是我国规模最大的肿瘤专科医院，该院在儿童肿瘤诊治方面有特色，同时还开设了癌痛门诊等特色门诊。

北京大学肿瘤医院以季加孚院长为代表的消化道肿瘤外科，积极推广规范化手术，该院在胃癌、乳腺癌、肺癌、肠癌、黑色素瘤等领域名列前茅。

新入选的哈尔滨医科大学附属肿瘤医院，强势科室是肿瘤外科、放射治疗、影像医学与核医学科，尤其是消化道肿瘤研究与临床治疗处在国内领先地位。

四川大学华西医院肿瘤中心学科带头人魏于全教授是中科院院士，在乳腺癌、肺癌以及腹部肿瘤等治疗水平领先，目前也是属于西南地区规模最大的肿瘤治疗中心。江苏肿瘤医院在食管癌、肺移植、纵隔肿瘤切除等也很有特色。

目前中华医学会肿瘤学会主任委员是北京大学肿瘤医院结直肠外科顾晋教授，副主任委员是中山医科大学肿瘤医院副院长林桐榆、山东省卫生厅厅长刘奇、中国医科大学附属第一医院肿瘤外科主任徐惠绵、河北医科大学第四医院院长王士杰。

消化内科

主要疾病：肠胃炎、胃肠肿瘤、胰腺炎、胰腺癌、胆石症、肝硬化、胃食管反流病、肠易激综合征等

1. 第四军医大学西京医院
2. 北京协和医院
3. 解放军总医院↑（上升 2 位）
4. 上海交通大学医学院附属仁济医院

5. 第二军医大学附属长海医院↓（下降2位）

6. 上海交通大学医学院附属瑞金医院

7. 南方医科大学南方医院

8. 首都医科大学附属北京友谊医院

9. 中山大学附属第一医院（新晋）

10. 四川大学华西医院（新晋）

时报导医：

消化道疾病从普通肠胃炎到肿瘤，病种多而杂，轻重也各异，涵盖人群也许是所有疾病中最广的。

胃癌是我国死亡人数最多的癌症病因，而好"较真"的樊代明院士率领的西京医院科研团队首次提出了"胃癌序贯预防策略"，有效降低了胃癌的发生率和死亡率，因此该院消化内科连续夺冠也就不稀奇了。

消化内科拼的更是综合实力，那么创始时间长、实力雄厚的北京协和医院稳居第二也不负众望。钱家鸣主任是中央保健委员会会诊专家。

同属部队的长海医院和解放军总医院这次排名正好互相调换了一下，但两家大医院消化内科的强大治疗功力之差距并不十分明显，尤其是在治疗抢救急性重症胰腺炎、治疗军人易发的应激性溃疡等方面。

榜上有名的仁济、瑞金两家上海医院恰好都是上海交通大学医学院附属医院。其中仁济在由江绍基院士和萧树东教授共同创建的国内第一个消化疾病研究所带动下，拥有国内唯一的卫生部消化内科重点实验室。而瑞金则在小肠肿瘤的诊断方面位于全国的首位。该院担任中华医学会消化病学分会副主任委员的袁耀宗教授多次在本报上为自己擅长的胃食管反流病、酸相关性疾病进行了通俗易懂的科普教育。

设备尤其是内镜在消化科疾病的治疗中起到了举足轻重的作用。如四川大学华西医院消化内科就拥有西南地区唯一的内镜中心，为解决患者的困难，消化内镜中心主任胡兵甚至自带板凳上火车出诊，配合消化内科治疗大量疑难的胃肠肝胆及胰腺等疾病。

此外，以食管胃肠及肝胆胰腺疾病的内镜介入（微创）诊断与治疗为特色的北京友谊医院消化内科，同肝病及普外科联合成立了北京市消化疾病中心，进一步突出了在消化系统疾病诊治方面的综合优势。

中山大学附属第一医院是国内较早开展幽门螺杆菌（Hp）和胃食管反流

病研究的单位，医院副院长陈旻湖教授亲自挂帅担任科室主任，在国内较早地建立了规范的炎症性肠病诊断治疗体系及完善的随访制度。而南方医科大学，以现任科室主任姜泊教授为首的消化内科甚至盖了"院中院"消化大楼，以强大的配套支持该科室治疗能量辐射南方。

普外科

主要疾病：甲状腺疾病、肝脏移植、急性胆囊炎、胆道结石、胰腺炎、胃穿孔、肠梗阻、阑尾炎等

1. 北京协和医院

2. 复旦大学附属中山医院

3. 四川大学华西医院

4. 上海交通大学医学院附属瑞金医院↑（上升1位）

5. 解放军总医院↓（下降1位）

6. 华中科技大学同济医学院附属同济医院

7. 北京大学人民医院（新晋）

8. 中山大学附属第一医院↓（下降1位）

9. 浙江大学医学院附属第一医院（新晋）

10. 南京军区南京总医院↓（下降2位）

时报导医：

北京协和医院院长、胰腺癌切除术的"一把刀"赵玉沛，复旦大学附属中山医院副院长秦新裕，及"外科大师"、华西医院普外科主任严律南分别坐镇北京协和、复旦中山、华西医院，其普外科依然保持强劲势头，前三甲的地位未被撼动。

北京协和医院的基本外科（普外）成立于1921年，其中的肝脏外科于2006年从普外中独立出来，我国卫生部副部长、中华医学会副会长、著名肝胆外科专家黄洁夫教授担任名誉主任，在国内第二次肝脏移植高潮中，黄洁夫是公认的推动者和当之无愧的学科带头人。

普外是华西医院的强项之一，肝脏移植中心是其特色治疗中心，国内领先、国际一流，而实施活体肝脏移植的最小患者仅有5个月。近10年来，在著名肝胆外科专家、华西医院普外科主任教授严律南的领导下，实施各种术式临床肝脏移植近800余例，其中亲体肝移植260余例，手术成功率达100%。

在上海交通大学医学院附属瑞金医院院长朱正纲及普外科主任彭承宏的带领下，瑞金医院的普外科今年上升了一个位次。尤其在胃肠道癌肿、重症胰腺炎、胰头癌等的治疗，成为了普外科的特色。

在华中地区，同济医院普外科堪称第一，其科室主任秦仁义师从"中国外科之父"裘法祖院士，近10年来，在胰腺肿瘤和胆道肿瘤的根治性手术切除和手术后综合治疗方面更为突出，获得十余项专利和科研成果奖。

北京大学人民医院和浙江大学医学院附属第一医院的普外科都是本次新面孔。任北京大学人民医院院长的王杉，长期一直致力于各种腹部肿瘤的早期诊断和治疗，特别是结肠、直肠、胃和甲状腺良恶性肿瘤的诊治。今年，他带领着北京大学人民医院的普外科冲进榜单。

解放军总医院普外科主任陈凛对疑难的普通外科肿瘤的外科手术和综合治疗有丰富经验和独特见解。中山大学附属第一医院普外科是国家重点学科，其科主任汪谦擅长肝癌、胆道肿瘤、胆石症、肝硬化门脉高压症、脾脏疾病的诊断与外科治疗。现任南京军区南京总医院普通外科主任李宁教授擅长胃肠外科复杂疑难重症的处理。

呼吸病

主要疾病：慢性阻塞性肺疾病、肺栓塞、支气管哮喘与慢性咳嗽、呼吸系统感染、肺部肿瘤

1. 广州医学院第一附属医院
2. 复旦大学附属中山医院↑（上升1位）
3. 北京协和医院↓（下降1位）
4. 四川大学华西医院↑（上升1位）
5. 北京朝阳医院↓（下降1位）
6. 中国医科大学附属第一医院↑（上升1位）
7. 解放军总医院↓（下降1位）
8. 华中科技大学同济医学院附属同济医院
9. 上海交通大学医学院附属瑞金医院（新晋）
10. 北京大学第一医院（新晋）

时报导医：

在呼吸病方面，广州医学院第一附属医院钟南山院士、北京协和医院罗

慰慈教授以及复旦大学附属中山医院白春学主任等都是这方面的权威专家。

按床位数算，四川大学华西医院的呼吸内科是全国最大的呼吸科，同时也是国家重点学科。该科主任、学术带头人文富强教授在慢阻肺、肺间质病变等呼吸系统疾病的诊治尤为擅长。

要问北京人，呼吸病看哪家医院，不少人会推荐朝阳医院。北京朝阳医院呼吸与危重症医学科名气很大，是国家重点学科。该科主任施焕中教授在哮喘的规范化治疗上造诣深厚。

位于沈阳的中国医科大学附属第一医院呼吸内科同样也是国家重点学科，其科主任康健是中华医学会呼吸病学分会副主任委员，擅长呼吸衰竭和间质性肺疾病方面的治疗。另外，该科在间质性肺病和肺损伤、慢阻肺、肺动脉高压及哮喘、肺部感染和睡眠呼吸障碍等方面处于国内领先地位。

同济医院呼吸内科在中南地区呼吸学界居龙头地位，该科是教育部重点学科，年门诊量超过 13 万人次。该科主任徐永健教授是医院的副院长，同时任中华医学会呼吸病学分会副主任委员，长期从事支气管哮喘和慢性阻塞性肺疾病的治疗研究，擅长轻重症哮喘、肺气肿及肺心病的治疗。

现任中华医学会呼吸病学分会主任委员是卫生部北京医院副院长王辰，卫生部中日友好医院呼吸科主任林江涛、浙江大学医学院附属第二医院呼吸内科主任沈华浩是中华医学会呼吸病学分会副主任委员。

胸外科

主要疾病：肾肿瘤、肾结石、膀胱癌、前列腺炎、前列腺增生、前列腺癌、尿结石、肾上腺肿瘤

1. 中国医学科学院肿瘤医院
2. 同济大学附属上海市肺科医院
3. 上海市胸科医院
4. 四川大学华西医院
5. 北京大学人民医院
6. 复旦大学附属中山医院
7. 广州医学院第一附属医院↑（上升 1 位）
8. 中山大学肿瘤防治中心↓（下降 1 位）
9. 天津市胸科医院（新晋）
10. 第四军医大学唐都医院（新晋）

时报导医：

本次排名，中国医学科学院肿瘤医院名列胸外科首位。毫无疑问，肿瘤医院更擅长于相关肿瘤，因此，治疗胸部肿瘤首推该院院长、胸外科主任赫捷。

但若需做肺移植，应首选同济大学附属上海市肺科医院胸外科。该科是国内开展临床人体肺移植成功率最高的单位。肺移植存活率和成活例数均居国内第一。

上海地区的患者，治疗胸部疾病还可选上海市胸科医院，该院是我国最早成立的一家以治疗胸部疾病为主的专科性医院。

四川大学华西医院位于医疗资源相对匮乏的西部地区。该院主任刘伦旭教授还是中国医师协会胸外科医师分会微创外科专家委员会主任委员。

除地域因素外，治疗外科疾病选择专家，还应考察其手术量。量大，意味着经验丰富、手术娴熟。从此次排名看，各地都不乏好专家。

北京大学人民医院胸外科主任王俊教授曾成功完成胸腔镜外科的多数中国第1例手术，至今在手术难度、种类和数量上居国内领先和国际先进水平。

复旦大学附属中山医院胸外科全年手术病例超过 2000 例，该科主任王群精通普胸外科各种常见疾病以及罕见病的诊治。

广州医学院第一附属医院因钟南山院士坐镇而著名，但钟院士更擅长呼吸内科疾病。至于胸外科疾病的治疗，还需找该院院长、胸外科主任何建行。

中国医学科学院阜外心血管病医院胡盛寿教授现任中华医学会胸心血管外科学分会主任委员；首都医科大学宣武医院支修益教授、中国医科大学附属第一医院张林教授，现担任中华医学会胸心血管外科分会常委。

心血管外科

主要疾病：冠心病、风湿性心脏病、心脏瓣膜病、先天性心脏病、心脏肿瘤、心肌病、心脏外伤、心律失常等

1. 中国医学科学院阜外心血管病医院
2. 北京安贞医院
3. 复旦大学附属中山医院
3. 广东省人民医院↑（上升1位）
5. 第四军医大学西京医院
6. 四川大学华西医院↑（上升2位）

7. 上海儿童医学中心

8. 中南大学湘雅二医院（新晋）

9. 武汉协和医院↓（下降3位）

10. 解放军总医院（新晋）

时报导医：

阜外医院有我国心血管领域的"国家队"之称，除有刘玉清、朱晓东、高润霖三大院士坐镇外，主帅胡盛寿院长是中华医学会胸心血管外科学分会现任主任委员。阜外医院成人心脏中心手术死亡率多年保持在1%以下。

北京安贞医院的搭桥、大血管、房颤、先心病等手术在国内都响当当，著名的大血管专家孙立忠首创主动脉弓替换加支架象鼻手术（国际同行称为孙氏手术）。全国政协常委、小儿心脏中心主任刘迎龙，首创术中灌注低温肺保护液实施肺保护技术。

中山医院心脏移植效果国内最佳，由中华医学会胸心血管外科学分会副主任委员王春生担任心脏外科主任，他曾在国内率先应用无支架心脏生物瓣获得成功。广东省人民医院的心外科由院长庄建亲自担任主任，他是中华医学会胸心血管外科学分会副主任委员，尤擅小儿复杂先心病外科治疗。

华西医院院长石应康是中华医学会胸心血管外科学分会候任主任委员，擅长心脏瓣膜疾病、大动脉疾病及冠心病的外科治疗。解放军总医院的心血管外科由副院长高长青带领，他开创了我国微创机器人外科手术先河，是亚洲微创机器人心脏手术的开拓者。

西京医院的心脏外科曾成功开展了我国第一例体外循环心脏直视手术，心脏病治疗的医疗收费在全国同等医院为最低。

上海儿童医学中心开创我国婴幼儿心脏直视结合手术先例；湘雅二医院胸心外科是我国最早开展深低温麻醉心内直视手术的单位；哈医大二院曾成功为中国换心第一人杨玉民实施心脏移植手术。

心血管病

主要疾病：高血压、心律失常、房颤、阵发性室上性心动过速、心肌炎、房间隔缺损、先天性心脏病缺血

1. 中国医学科学院阜外心血管病医院

2. 北京安贞医院

3. 复旦大学附属中山医院

4. 广东省人民医院

5. 北京大学人民医院

6. 北京大学第一医院

7. 上海交通大学医学院附属瑞金医院

8. 沈阳军区总医院

9. 第四军医大学西京医院（新晋）

10. 四川大学华西医院（新晋）

时报导医：

在北京，如果遇到心脑血管问题，脱口而出的医院一定跑不了阜外和安贞。中国医学科学院阜外心血管病医院心血管内科由多个中心组成，分科非常精细。其中冠心病中心是国际大型、国内最大的专门从事冠状动脉及冠心病研究与诊疗的临床机构。冠心病中心现任主任、阜外心血管病医院副院所长杨跃进教授，荣获中国医学科学院科技进步奖、医疗成就奖等奖项。

北京安贞医院心血管内科一直作为该院的重点科室，在内科治疗的基础上，开展了项目齐全的心脏介入治疗技术，各种疑难复杂的心脏病患者能够得到高水平的治疗。吕树铮作为心脏病学系主任、大内科主任，是国内最早开展冠心病介入治疗的先驱者之一。现任心内科主任马长生所领导的房颤治疗课题组，迄今已完成1000余例房颤导管消融治疗手术，技术达国际领先水平。

今年排名第三的中山医院心内科拥有国内各种心血管疾病诊治技术中的许多"第一次"：率先开展左心导管检查、与心外科合作安置国内第一台埋藏式人工心脏起搏器等。中山医院心内科为全国首批获准进行心血管病临床药理研究的中心之一，参加了多个国际多中心临床试验，并担任国内牵头单位，其学科带头人、心内科主任葛均波，是中科院院士、长江学者、博士生导师，擅长心血管疾病的诊断和治疗。

广东省人民医院名誉院长林曙光、北京大学人民医院胡大一都是国内心血管疾病治疗的领头人；北京大学第一医院霍勇教授擅长于冠心病的介入治疗；上海交通大学医学院附属瑞金医院何汝敏擅长心血管疑难疾病诊治。

小儿内科

主要疾病： 感染性肺炎、脑膜炎、智力发育障碍、腹泻、支气管哮喘、

急性贫血、性早熟、癫痫等

1. 复旦大学附属儿科医院
2. 北京儿童医院
3. 浙江大学医学院附属儿童医院
4. 重庆医科大学附属儿童医院
5. 上海儿童医学中心↑（上升1位）
6. 北京大学第一医院↓（下降1位）
7. 四川大学华西第二医院（新晋）
8. 上海交通大学医学院附属新华医院
9. 首都儿科研究所（新晋）
10. 中国医科大学附属盛京医院↓（下降3位）

时报导医：

榜单上，复旦大学附属儿科医院、北京儿童医院、浙江大学医学院附属儿童医院依旧问鼎前三，实至名归。

复旦大学副校长，中华医学会儿科学会主任委员桂永浩，浙江大学医学院附属儿童医院院长杜立中、北京大学第一医院秦炯教授等都是儿科方面的权威专家。

要说中国小儿内科的发源地，就要追根溯源到北京儿童医院了。北京儿童医院的小儿内科由著名儿科学家诸福棠教授创建，现在北京儿童医院也是亚洲最大的小儿内科单位。

而在西南地区，重庆医科大学附属儿童医院小儿内科占据着重要地位。其中呼吸专业学科学术水平居西南地区第一；小儿心血管介入诊治技术是心血管内科特色，达到国内先进水平。

位于北方的小儿内科专家，这次首推北京儿童医院副院长、中华医学会儿科分会候任主任委员申昆玲教授。申昆玲教授率先开展我国儿童睡眠呼吸障碍疾病的研究工作，缩小与国外距离；在儿童支气管哮喘、婴儿呼吸道合胞病毒感染等诊治上很有特色。

位于南方的小儿内科专家，首推现任浙江大学医学院附属儿童医院党委书记、浙江大学儿科研究所所长赵正言，他在小儿营养、遗传与行为诊治方面有深入研究，也撑起新生儿筛查与诊治的一片天。

中华医学会儿科分会副主任委员、原四川大学华西第二医院院长毛萌擅

名医出诊·附录

259

长消化与营养性疾病，中华医学会儿科分会呼吸学组委员、上海交通大学医学院附属新华医院小儿内科主任鲍一笑，让众多哮喘儿童患者获得救治。

小儿外科

主要疾病：先天性巨结肠、胆道先天性畸形、先天性肠闭锁、小儿疝气、尿道下裂、血管瘤

1. 北京儿童医院
2. 复旦大学附属儿科医院
3. 中国医科大学附属盛京医院
4. 上海交通大学医学院附属新华医院
5. 重庆医科大学附属儿童医院
6. 华中科技大学同济医学院附属同济医院↑（上升1位）
7. 上海儿童医学中心↓（下降1位）
8. 广州市妇女儿童医疗中心
9. 首都儿科研究所（新晋）
10. 浙江大学医学院附属儿童医院（新晋）

时报导医：

本年度前十名的医院里，北京有两家、上海有三家、广东有一家、东北有一家、中西部有两家。本报去年重点介绍了北京儿童医院、复旦大学附属儿科医院、中国医科大学附属盛京医院以及上海交通大学医学院附属新华医院。

2008年健康时报记者曾对北京的四家儿童医院做了调查，属北京儿童医院和首都儿科研究所最为拥挤。

本报去年也对北京儿童医院张金哲院士作了介绍，目前年过90的张金哲院士仍然每周定时出门诊、查房。而在今年，北京儿童医院也率先在国内将儿科就诊年龄扩大到18岁，并简化就诊流程，就诊时间缩短为36分钟。

小儿外科领域专家，首推中华医学会小儿外科分会主任委员孙宁，现任北京儿童医院外科主任，擅长修复尿道下裂、尿道损伤和尿道畸形等泌尿系统问题，被同行称为"国内第一刀"。

中国医科大学附属盛京医院小儿外科教研室主任王维林，擅长诊治各种小儿消化道外科疾病，2005年完成我国首例出生年龄最小体重最轻的胸腹连体婴分离手术，2008年完成首例胎儿颈部巨大囊肿产时宫外治疗和产房外科

手术。

重庆医科大学附属儿童医院泌尿外科魏光辉教授，担任中华医学会小儿外科学会副主任委员、中华医学会重庆小儿外科专委会主任委员，他用手术修复男婴的睾丸异位，恢复他们的生育能力。

华中科技大学同济医学院附属同济医院小儿外科是我国除北京、上海最早在全国性综合性教学医院成立小儿外科专业的第三家医院。浙江大学医学院附属儿童医院普外科在小儿微创外科领域有较大突破，该院普外科熊启星教授是浙江省小儿微创外科手术的创始人。

妇产科

主要疾病：妇科肿瘤、子宫肌瘤、子宫内膜异位症、不孕不育、盆底功能障碍性疾病、妊娠合并症及并发症

1．北京协和医院

2．复旦大学附属妇产科医院

3．浙江大学医学院附属妇产科医院

4．华中科技大学同济医学院附属同济医院↑（上升 1 位）

5．北京大学人民医院↓（下降 1 位）

6．四川大学华西第二医院

7．山东大学齐鲁医院

8．北京大学第一医院

9．北京大学第三医院（新晋）

10．中国医科大学附属盛京医院（新晋）

时报导医：

妇科肿瘤去哪儿看？首推北京协和医院。中国工程院院士郎景和教授、中华医学会妇科肿瘤学分会候任主任委员沈铿教授是协和医院妇科肿瘤组的两把"神刀"。沈铿教授还擅治小儿妇科肿瘤。中华医学会妇产科分会副主任委员、山东大学齐鲁医院妇产科主任孔北华同样是妇科恶性肿瘤的杰出"终结者"。

我们去年介绍了复旦大学附属妇产科医院（上海红房子妇产科医院），其实在我国东南地区，还有一支并蒂花——浙江大学医学院附属妇产科医院。该院院长、中华医学会生殖医学学会副主任委员黄荷凤教授，主攻生殖内分泌、

辅助生育技术等。

高危妊娠、妊娠合并症及并发症的诊断处理同样很重要。中华医学会妇产科分会全国产科学组组长、北京大学第一医院妇产科副主任杨慧霞教授，最擅长此类症状，尤其是妊娠合并糖尿病等的诊治以及女性生殖道感染性疾病的诊断和处理。

中国医科大学附属盛京医院妇产科在我国东北地区具有绝对的优势地位，其小儿急诊急救内科现为卫生部首批国家级临床重点专科。华中科技大学同济医学院附属同济医院妇产科由已故我国妇产科先驱、国家一级教授金问淇先生创建，其生殖医学中心为卫生部首批生殖调节药物国家临床基地。

中华医学会妇产科学分会第十届副主任委员、北京大学人民医院妇产科主任魏丽惠，完成千余例妇科各种高难度的手术。全国知名妇科肿瘤专家、中华医学会妇科肿瘤分会顾问彭芝兰对妇科恶性肿瘤、妇癌根治整复手术等有深入研究。

内分泌

主要疾病：糖尿病、甲状腺疾病、尿崩症、矮小症、性发育异常、代谢性骨病等

1. 上海交通大学医学院附属瑞金医院
2. 北京协和医院
3. 解放军总医院
4. 中南大学湘雅二医院
5. 上海市第六人民医院
6. 四川大学华西医院
7. 中国医科大学附属第一医院
8. 中日友好医院
9. 北京大学第一医院（新晋）
10. 中山大学附属第二医院（新晋）

时报导医：

内分泌疾病排名前十的医院，前八个与 2010 年的排名一致，北京大学第一医院和中山大学附属第二医院是新晋医院。上海交通大学医学院附属瑞金医院邝安堃和宁光教授、北京协和医院史轶蘩院士、解放军总医院母义明教

授等是内分泌疾病方面的权威专家。

此外，一直处于内分泌老大哥地位的北京协和医院，除了史院士坐镇，还有曾任其内分泌科主任、中华医学会内分泌学分会主任委员的曾正陪等一批内分泌资深教授出诊。现任内分泌科主任的邢小平教授还是中国医师协会内分泌代谢科医师分会副会长。

国内最早创建内分泌学科学者之一的伍汉文教授现仍在湘雅二医院出门诊，他的学生廖二元是中华医学会内分泌学分会副主委，另一位学生周智广现任该院内分泌研究所所长。

作为全国甲状腺学组组长单位的中国医科大学附属第一医院，其内分泌研究所所长滕卫平还是中华医学会内分泌学会副主任委员和候任主任委员。

已为中国工程院院士的上海市第六人民医院项坤三教授对分子糖尿病的研究颇深，该院现任院长贾伟平教授还是中华医学会糖尿病学分会副主任委员。

北京大学第一医院的内分泌同样是业内的翘楚。该院郭晓蕙教授是中华医学会糖尿病学分会糖尿病教育与管理学组组长。

内分泌专科成立较早的中山大学附属第二医院年门诊量近10万人次。中山大学附属第三医院副院长翁建平是中华医学会糖尿病学分会主任委员。天津医科大学总医院内分泌科邱明才是我国内分泌学创始人之一朱宪彝教授的高徒。

神经内科

主要疾病：脑梗死、癫痫、头痛、帕金森、头晕、脑出血、抑郁症、失眠、脑血栓、老年痴呆等

1．北京协和医院↑（上升2位）

2．复旦大学附属华山医院↓（下降1位）

3．首都医科大学宣武医院↓（下降1位）

4．中山大学附属第一医院↑（上升1位）

5．四川大学华西医院↑（上升3位）

6．北京天坛医院↑（上升1位）

7．吉林大学第一医院↓（下降1位）

8．湖南湘雅医院↓（下降4位）

9. 解放军总医院（新晋）

10. 上海交通大学医学院附属瑞金医院和华中科技大学同济医学院附属同济医院（并列新晋）

时报导医：

2011 年的神经内科排名，北京协和医院升到第一位，"南华山、北宣武"牢牢占据前三甲的位置。解放军总医院和上海交通大学医学院附属瑞金医院、华中科技大学同济医学院附属同济医院挤进了前十。复旦大学附属华山医院神经内科的张沅昌教授、宣武医院神经内科的中华医学会神经病学分会主任委员贾建平等是神经内科方面的权威专家。

宣武医院神经内科算是全国医院神经内科的"大师兄"，拥有享誉全国的丁铭臣教授、贾建平教授、陈彪教授等，该科在老年痴呆、帕金森病等老年神经病学的临床与基础研究方面处于国内领先地位。而姜凤英主任不仅看病，也看心，以她为首的心身疾病会诊中心专为躯体和心理疾病兼有的患者提供全方位的身心诊疗。

吉林大学第一医院神经内科是国内神经内科中的"大块头"，于 1953 年由我国著名神经病学和神经病理学家刘多三教授创建，共有病床 250 张，每日门诊患者 400 余名，是全国规模最大的神经内科综合医院之一，在诊断脑血管病、痴呆等疾病方面居于国内先进水平。在神经病理学方面，已经剖检脑标本 600 余例，居国内首位。

神经内科是华山医院的招牌学科，分科极为细致。在洪震、吴志英教授带领下设有各种专病门诊，周一上午重症肌无力和其他神经肌病门诊；周二上午癫痫门诊；周二下午帕金森病和运动障碍门诊；周三上午运动神经元疾病门诊；周三下午多发性硬化等脱髓鞘病门诊；周四上午偏头痛门诊；周四下午中风随访门诊；周五下午记忆障碍门诊。

说起西部地区的神经内科，华西医院是绝对的西部霸主，它是我国西部规模最大的神经病人疑难重症诊疗中心。

首都医科大学宣武医院的贾建平是中华医学会神经病学分会现任主任委员；北京协和医院的崔丽英是中华医学会神经病学分会前任主任委员，神经科周一、三、四上午出诊；解放军总医院的蒲传强是候任主任委员。此外，胡学强副主任委员在中山大学附属第三医院神经病科。

神经外科

主要疾病：脑外伤、脑肿瘤、三叉神经痛、脑膜瘤、垂体腺瘤、胶质瘤

1. 北京天坛医院
2. 复旦大学附属华山医院
3. 四川大学华西医院
4. 解放军总医院
5. 天津医科大学总医院↑（上升2位）
6. 首都医科大学宣武医院
7. 中南大学湘雅医院↓（下降2位）
8. 第四军医大学西京医院
9. 哈尔滨医科大学附属第一医院（新晋）
10. 山东大学齐鲁医院（新晋）

时报导医：

如果是脑外伤，比如头皮裂伤、颅骨骨折、脑震荡等，这次推荐两个专家，一个是天津医科大学总医院的张建宁，一个是山东大学齐鲁医院的李新钢。二人不仅都是各自医院的院长，还都是中华医学会神经外科学分会副主任委员。此外，张建宁除了擅长治疗脑外伤，脊柱脊髓疾病也是他的擅长治疗的疾病，李新钢对治疗神经肿瘤和脑血管病很有一套。

中西部地区也不缺国内顶尖神经外科专家。如果是颅底肿瘤、动脉瘤、脑干肿瘤等颅脑肿瘤、复杂肿瘤及脑血管疾病，中南大学湘雅医院神经外科主任袁贤瑞和四川大学华西医院神经外科主任游潮以及他的同事毛伯镛治疗这些疾病都是造诣深厚，可谓是得心应手。游潮和袁贤瑞还都是中华医学会神经外科分会常任委员，毛伯镛历任中华神经外科学会全国委员会常委，是享受国务院政府特殊津贴专家。

有些专家在某一种疾病治疗上颇为优秀。比如天津医科大学总医院神经外科主任岳树源治疗听神经鞘瘤和三叉神经痛，中南大学湘雅医院伽玛刀治疗研究中心主任刘运生治疗垂体腺瘤，第四军医大学西京医院神经外科原主任章翔治疗脑膜瘤，国内首创的"一刀切多瘤"技术就出自他手，哈尔滨医科大学附属第一医院神经外科主任赵世光治疗胶质瘤的技术写入了中华医学会神经外科胶质瘤治疗共识。

复旦大学附属华山医院周良辅院士是我国神经外科泰斗，首都医科大学

宣武医院的凌锋教授是享誉国际的神外专家。解放军总医院神经外科原主任周定标教授是中华医学会神经外科分会主任委员，北京天坛医院的赵继宗教授是中华医学会神经外科学会前任主任委员，该院的许百男、王硕，复旦大学附属华山医院原副院长黄峰平，中国医科大学附属第一医院神经外科主任王运杰是中华医学会神经外科分会副主任委员。

精神疾病

主要疾病：抑郁、焦虑、强迫症、情感障碍、精神分裂症、孤独症、多动症、心理干预、成瘾戒治

1. 北京大学第六医院
2. 上海市精神卫生中心↓（下降1位）
3. 中南大学湘雅二医院精神卫生中心↑（上升1位）
4. 四川大学华西医院心理卫生中心
5. 北京安定医院
6. 南京医科大学附属脑科医院
7. 广州市脑科医院
8. 北京回龙观医院
9. 武汉大学人民医院精神卫生中心（新晋）
10. 深圳市康宁医院（新晋）

时报导医：

精神心理疾病排名前十的医院与2010年相比，排名二三的上海市精神卫生中心和中南大学湘雅二医院精神卫生中心互换了位置。北京大学第六医院我国精神病学界第一位院士沈渔邨和中华医学会精神病学分会现任主委、湘雅二医院的赵靖平教授等都是这方面的顶级专家。

2012年，精神卫生界的大事是精神卫生法的确立，而直接参与立法的精神科"大腕"就是北京回龙观医院院长杨甫德。他是中国心理卫生协会副理事长、中华精神科学会常委兼学术秘书、世界卫生组织心理危机预防研究与培训合作中心主任。在他的带领下，医院开创了多个第一，如建立面向全国免费的北京市心理援助热线800-810-1117；建立北京市精神残疾康复技术指导中心；医院司法鉴定中心还承担着全市乃至全国的精神病司法鉴定任务。

据世界卫生组织2012年的统计，全球超过3.5亿人罹患抑郁症，所以设

立抑郁症的专科门诊格外重要。我国第一所国立神经精神专科医院南京医科大学附属脑科医院就开设抑郁症专病病区。姚志剑是抑郁症专科主任，在抑郁症的诊断治疗方面有着深入研究。

西南地区看病找华西，四川大学华西医院的心理科很强势。心理卫生中心始建于1938年，是全国四大精神卫生基地之一，分科细致，有精神障碍单元、身心障碍单元、儿童心理单元等。中心主任孙学礼教授擅长精神疾病的睡眠电生理研究及睡眠障碍的临床治疗；心身障碍的心理生理机制研究和临床治疗，对解决心脏病导致的心理问题有丰富经验。

武汉大学人民医院精神卫生中心2002年成为美国Stanley基金会（全球最大的精神医学研究机构）研究基地，对患者实行全面综合的诊断和治疗，如音乐治疗、生物反馈治疗、无痉挛电休克治疗、激光治疗、脑波治疗和中医针灸等。著名精神病学专家臧德馨教授，曾兼任中国心理卫生协会全国理事、中华精神科学会委员。在神经症、应激相关障碍、心理生理障碍及人格障碍的诊治方面经验丰富。

肾脏病

主要疾病：尿毒症、慢性肾功能衰竭、肾炎、肾病综合征、多囊肾病、肾结石

1. 北京大学第一医院
2. 南京军区南京总医院
3. 上海交通大学医学院附属瑞金医院↑（上升1位）
4. 中山大学附属第一医院↑（上升1位）
5. 解放军总医院↓（下降2位）
6. 复旦大学附属华山医院
7. 北京协和医院↑（上升1位）
8. 南方医科大学南方医院（新晋）
9. 上海长征医院↓（下降2位）
10. 四川大学华西医院（新晋）

时报导医：

北京大学第一医院连续两年居于中国最佳医院排行榜肾脏病专科榜首，学科带头人王海燕教授是国内外著名肾脏病学家，现任肾内科主任赵明辉教

授长期从事自身免疫性肾脏病研究，尤其擅长原发性小血管炎、抗肾小球基底膜抗体病的诊治。

南京军区南京总医院在黎磊石院士及其弟子刘志红院士的带领下，在我国肾脏病领域一直处于翘楚地位，尤其在肾脏移植方面，已开展移植手术1400余次，移植后存活率达国际先进水平。

广东中山大学附属第一医院有亚太区最大的腹膜透析中心，技术、治疗、管理水平均处于全国领先地位。副院长余学清是中华肾脏病学会候任主任委员。

同样位于广州的南方医科大学南方医院的侯凡凡院士，精通慢性肾脏病，其团队首次证实血管紧张素转换酶抑制剂可使肾脏病发展至尿毒症的时间延缓1倍以上，研究成果发表于《新英格兰医学杂志》。

成都的华西医院是西南地区首家腹膜透析及培训中心，在连续肾脏替代疗法（CRRT）抢救重症急性肾衰竭、重症急性胰腺炎等领域已达到国内先进水平。科主任付平擅长糖尿病肾病、高血压肾病和痛风肾病、肾小管间质纤维化的诊治。

上海交通大学医学院附属瑞金医院肾内科陈楠教授擅长遗传性肾炎、系统性小血管炎、狼疮性肾炎等疾病的诊治。上海长征医院肾内科主任梅长林对多囊肾病的研究及诊治居国内领先水平。另外，首都医科大学附属北京安贞医院肾内科首席顾问谌贻璞教授擅长原继发肾小球疾病、肾小管间质疾病、肾血管疾病及急慢性肾衰竭的诊断及治疗。

泌尿外科

主要疾病：尿路结石、肾上腺疾病、肾移植、前列腺疾病、性功能障碍等

1. 北京大学第一医院
2. 华中科技大学同济医学院附属同济医院↑（上升1位）
3. 第二军医大学附属长海医院↓（下降1位）
4. 解放军总医院↓（下降1位）
5. 四川大学华西医院↓（下降1位）
6. 北京协和医院↑（上升1位）
7. 天津医科大学第二医院
8. 中山大学孙逸仙纪念医院
9. 上海交通大学医学院附属仁济医院（新晋）
10. 浙江大学医学院附属第一医院（新晋）

时报导医：

泌尿外科领域，郭应禄院士，以及中华医学会泌尿外科学分会现任主委武汉同济医院叶章群教授、候任主委第二军医大学附属长海医院孙颖浩教授、上海交通大学医学院附属仁济医院副院长黄翼然主任都是这方面的顶级专家。

北京大学第一医院开创了中国泌尿外科领域中的绝大多数"第一次"，今年蝉联排名第一。科主任周利群教授专注于肿瘤和腹腔镜领域，以处理复杂手术闻名。周教授还是该方向全国16位"中央保健会诊专家"之一。

解放军总医院泌尿外科主任张旭教授腹腔镜手术技艺精湛，是首位被有"全球泌尿外科腹腔镜大佬俱乐部"之称的欧洲腹腔镜大会邀请在会上做手术演示的中国医生。

四川大学华西医院泌尿外科是我国最早建立的泌尿外科专业之一，是我国西部地区泌尿外科疾病和肾脏移植的中心，该科掌门人魏强教授在泌尿系肿瘤和前列腺疾病的诊治及微创技术方面建树颇多。

北京协和医院泌尿外科擅长肾上腺外科，病例数及诊治水平都居国内先进地位。科主任李汉忠教授已经成功应用腹腔镜手术技术进行了2000例以上的各种泌尿外科手术，其中包括嗜铬细胞瘤及肾上腺皮质的各种肿瘤和肾上腺皮质增生等超过1000例。

中华医学会泌尿外科学分会副主委天津医科大学第二医院泌尿外科主任孙光教授，中华医学会泌尿外科学分会副主委、中山大学孙逸仙纪念医院泌尿外科主任黄健教授，中华医学会泌尿外科学分会常委、副秘书长、浙江大学医学院附属第一医院泌尿男科中心主任谢立平教授。

感染性疾病

主要疾病：肝炎、艾滋病、中枢神经系统感染、呼吸道发热、寄生虫病等

1. 复旦大学附属华山医院
2. 北京地坛医院
3. 浙江大学医学院附属第一医院
4. 解放军302医院
5. 上海交通大学医学院附属瑞金医院
6. 南方医科大学南方医院
7. 北京佑安医院
8. 中山大学附属第三医院（新晋）

9. 上海市公共卫生临床中心（新晋）

10. 北京大学第一医院（新晋）

时报导医：

复旦大学附属华山医院感染病科今年仍排名第一。该科张文宏教授擅长慢性肝病、肝硬化与不明原因肝功能异常的诊断。施光峰教授擅长病毒性肝炎、免疫调节、保肝抗炎和抗纤维化的综合治疗，对中枢神经系统感染、脑囊虫病的鉴别诊治有丰富经验。

紧随其后的是北京地坛医院的感染科。该科赵红心目前是国家卫生部艾滋病专家工作组秘书，掌握了国际上最有效的鸡尾酒疗法、母婴阻断的方案和技术等相关领域的最新动态。伦文辉是我国首批从事正规抗艾滋病临床药物治疗的医生，其研究成果曾在国际著名杂志和会议上发表，擅长艾滋病、各类皮肤病性传播疾病的诊治。

解放军302医院感染性疾病诊疗中心的杨永平大夫，现任中华医学会北京分会肝病专业委员会副主任委员，擅长肝病重症化和自身免疫性肝病的诊断治疗；从事传染病临床工作近30年的李跃旗大夫曾经利用中西医结合进行抗病毒及抗纤维化治疗取得较好疗效，擅长抗肝炎病毒、抗肝纤维化和脂肪肝的诊治。

上海交通大学医学院附属瑞金医院感染科现任中华医学会传染病学会上海分会委员的周霞秋大夫，曾多次参加市内外重症肝炎的会诊和抢救，采用综合治疗和人工肝血浆置换法使重症肝炎的病死率有所下降。

上海公共卫生临床中心感染科卢洪洲大夫现任卫生部疾病预防控制专家委员会委员、中华医学会热带病与寄生虫病学分会副主任委员，有发热感染、中枢神经系统感染、艾滋病、寄生虫病的患者可以预约他。

血液病

主要疾病：白血病、淋巴瘤、再生障碍性贫血、贫血、多发性骨髓瘤

1. 中国医学科学院血液病医院（天津）

2. 上海交通大学医学院附属瑞金医院

3. 北京大学人民医院↓（下降1位）

4. 苏州大学附属第一医院

5. 浙江大学医学院附属第一医院↑（上升2位）

6. 华中科技大学同济医学院附属协和医院↓（下降1位）

7. 北京协和医院↓（下降1位）

8. 四川大学华西医院

9. 解放军总医院（新晋）

10. 山东大学齐鲁医院（新晋）

时报导医：

提及急性早幼粒白血病的治疗，不得不说的是东部地区的上海交通大学医学院附属瑞金医院血液科。科室早在2003年对该病的治愈率已达到93.5%，在国际上第一个提出可应用全反式维甲酸和三氧化二砷联合治疗。该科主任沈志祥是现任中华医学会血液学分会主任委员，擅长治疗白血病、淋巴瘤、多发性骨髓瘤和止凝血疾病等。

而说起西南地区血液科，状元非华西医院血液科莫属。科室连续多年病人投诉为零，主任刘霆是"全国医德楷模"。他擅长造血系统肿瘤的治疗和造血干细胞移植，在国内首次采用非清髓性造血干细胞移植治疗骨髓增生异常综合征。

苏州大学附属第一医院血液科，是我国血液学领域的先驱和奠基人之一陈悦书教授于20世纪60年代早期创建。该科由"中国血小板之父"阮长耿领衔，在第三代掌门吴德沛带领下，床位数现已达到了168张，其中百级层流净化舱46个，数量位于国内第一。吴德沛以造血干细胞移植为主要发展方向，每年实施各种造血干细胞移植超过200例。

北京大学人民医院有国内HLA配型不合造血干细胞移植例数最多、成活率最高的移植住院中心，在血液系统恶性肿瘤的化疗和细胞生物学治疗也一直居国际领先地位。所长黄晓军现任中华医学会血液学分会主任委员，也是首届亚太血液联盟主席。

血液领域全国的"排头兵"依然是中国医学科学院血液病医院，已连续三年蝉联血液科排行第一；全军首个血液病研究所今年落户第二军医大学附属长海医院。

■ 要问安德森肿瘤中心哪些肿瘤治得最好，很难回答。因为安德森医生团队里拥有多个肿瘤领域里世界级的学术领袖。在白血病、膀胱癌、肺癌、胰腺癌、前列腺癌、头颈部癌、卵巢癌、乳腺癌、子宫内膜癌和黑色素瘤治疗等领域全球领先。

■ 克利夫兰是全美最好的心脏病中心，这里治疗的绝大多数都是疑难心血管疾病，和国内看心血管病找阜外和安贞一样，这里有全美最知名的大牌专家。在这里，首次搭桥、瓣膜手术只算常规的小手术，占日常手术的30%左右，其余均是大血管再次修补手术、心脏移植、肺移植这些高难度的手术。

■ 有次和医生一起出诊，一个9岁左右的孩子，一进诊室就大哭。医生和护士丝毫没有生气和不满，逗他开心，但孩子还是没有停止哭泣。过了一小会儿，一位护士牵来一只小狗和孩子玩，不一会儿孩子就不哭了。后来我才知道，这些小狗都是医院的正式"雇员"，主要在儿科和肿瘤科对患者进行安慰和陪伴。

■ 威尔玛眼科学院最牛的要数眼底疾病和视网膜疾病了。现在我国很多医院都会利用光动力治疗黄斑变性，效果非常好，殊不知，威尔玛眼科学院就是这项技术的"开山鼻祖"。不仅如此，世界第一例的人工眼睛的植入手术也是在这家医院开展。

潘石屹到梅奥做体检，刘翔去赫尔曼纪念医院治脚伤，李亚鹏女儿赴美国做唇部整形……

现在到美国看病查体的人越来越多，有了病，想去美国看，到底哪家医院最好？

2013年7月美国新闻与世界报道最新发布了2013～2014全美最佳医院排行榜和全美专科医院声誉榜两个榜单，其中专门对美国最佳的16个病种前三名进行了排行，这也是一个很好的导医榜单。

为了让国内公众对这些排名前三甲的科室有一个直观的感受和了解，健康时报特地邀请了曾经在这些最牛科室交流、学习过的中国医生，来说说他们的切身体验和感受，让大家了解，美国这些知名医院、知名科室他们到底好在哪儿。

癌症

1.安德森癌症中心

2.纪念斯隆—凯特琳癌症中心

3.梅奥诊所

体验医生：樊征夫，北京大学肿瘤医院骨与软组织肿瘤科副主任医师

体验医院：安德森癌症中心 www.mdanderson.org

治疗强项：肺癌、肠癌、前列腺癌

要问安德森肿瘤中心哪些肿瘤治得最好，这可问倒我了。因为安德森的医生团队里拥有各个肿瘤领域里的世界级的学术领袖。在白血病、膀胱癌、肺癌、胰腺癌、前列腺癌、头颈部癌、卵巢癌、乳腺癌、子宫内膜癌和黑色素瘤治疗等领域全球领先。

所有的肿瘤医生都知道，安德森有全世界最好的肿瘤重建外科，同时这里也有全美最大的一家显微外科培训中心。现在国内肿瘤专科医院开始尝试的多学科协作，就是由这里率先倡导的。

一名17岁男性，4年前因左股骨骨肉瘤在拉斯维加斯一家医院行瘤段骨

切除，节段性股骨假体置换。术后化疗发生神经损伤，逐渐造成左下肢远侧严重感觉运动功能障碍，加上双下肢明显不等长，以及假体远端松动造成慢性膝部疼痛。当地医院及加州大学洛杉矶医学中心，一致建议行假体取出并左髋关节解脱术。病人心有不甘，安德森骨科 Dr.Lin 和血管外科 Dr.Chang 提出了一个全新的方案，即取出假体，设计一膝上水平截肢，行同侧带血管蒂胫骨游离移植，重建股骨膝上长度。这样在解除病痛的同时，避免了高位截肢，并还有望获得更好的假肢功能。

另外，在安德森治疗肿瘤，还有一个全球性的优势，那就是病人能先于世界上其他病人几年的时间用上最新的肿瘤药物，因为这里是世界上最大的肿瘤药物临床试验基地，大多数的肿瘤药物都是从安德森的临床试验出来的。

心脏病与心脏外科

1. 克利夫兰医学中心

2. 梅奥诊所

3. 纽约－长老会哥伦比亚与康奈尔大学医院

体验医生：魏民新，天津医科大学总医院心血管外科主任，主任医师

体验医院：克里夫兰心脏中心 my.clevelandclinic.org

治疗强项：心脏移植、心脏搭桥、瓣膜修复

2009 年我有幸走进心中的圣殿——美国克利夫兰医院心脏中心访学六周。

克利夫兰医院创始于 1921 年，作为全美排名第四的医院，不用太多华丽的介绍，重点说说我在全美排名第一的心脏病中心的真实感受。这里治疗的绝大多数是疑难心血管疾病，犹如我们在国内看心血管病找阜外和安贞一样，那里有全美最知名的大牌专家。在克利夫兰心脏中心，首次搭桥，瓣膜手术只算常规的小手术，占其日常手术的 30% 左右，其余均是大血管再次修补手术、心脏移植、肺移植这些高难度的手术。

主动脉根部手术是他们的强项，主动脉瓣二叶化成型，David，Bental 均是常规手术，主动脉弓部手术每周有 3 ~ 4 个。我曾经参观一位患者第七次心脏手术，这在国内是不可想象的。

Dr. Lars Svensson 当时是心脏中心大血管外科中心主任，以改良 David I 式出名。我作为参观医生，可以自由地近距离观摩手术，保证了参观者看见各个关键步骤，现场的开放交流使参观者能更快了解各个关键步骤

及技巧。回国后我也在天津医科大学总医院心血管外科成功开展David I全弓置换象鼻子手术和小切口主动脉瓣手术，这完全得益于克利夫兰的开放式学习。

克利夫兰心脏中心到底多牛？下面这些全球第一足以说明。1940年代首先分离出5-羟色胺，1958年开展首例冠状动脉血管造影，1967年发展了首例冠状动脉搭桥术，1996年开展首例微创主动脉瓣手术，2003年发现第一个冠状动脉疾病相关基因。前首席执行官Delos Cosgrove是世界著名的心脏外科学界巨人，曾任美国全国心胸外科协会主席，科研成果中有18项获美国国家专利，其中两项因在心脏外科学发展上起到革命性作用而以他的名字命名。

耳鼻喉科

1. 约翰·霍普金斯医院

2. 梅奥诊所

3. 安德森癌症中心

体验医生：王武庆，复旦大学附属耳鼻喉医院主任医师，硕士生导师

体验医院：约翰·霍普金斯医院 www.hopkinsmedicine.org

治疗强项：听觉恢复

2011年，我作为访问学者去了约翰·霍普金斯医院耳鼻喉科。世界上首例上半规管裂综合征SSCD（一种会出现听力下降、眩晕和耳朵有震动感的耳科疾病）就是在这家医院被发现的。说到上半规管裂手术，国内能开展的医院很少，目前只有我现在供职的医院做过几例，但这项手术在霍普金斯耳鼻喉科却是"小菜一碟"。正因为如此，来自世界各地的患者都会慕名前往。

不仅如此，耳鼻喉科跟别的科室的合作也非常密切，比如一个听神经瘤，神经内科和神经外科都会参与手术，神经内科负责把每个神经监控起来，以免手术损伤神经，避免手术并发症，但是在国内要做听神经瘤的手术，并发症的发生率就比较高。

耳鼻喉科每个医生都有自己的实验室，他们会把每个病人的所有病例资料保留，以便做基础科研和临床科研。医生的学习氛围非常好，医生们每天从6：30到8：30参加学习，然后才开始一天的工作。

病人做检查时，在国内病人一般是看不到自己的检查过程的，但是在霍普金斯耳鼻喉科，患者可及时看到自己检查时的录像。因为医生看病是用显

微镜或者内窥镜，显微镜和内窥镜装有摄像头，能让病人跟医生同时看到身体内部的检查情况。

肠胃病及肠胃外科

1. 梅奥诊所
2. 克利夫兰医学中心
3. 约翰·霍普金斯医院

体验医生：周炜洵，北京协和医院病理科副主任医师

体验医院：克利夫兰医学中心 my.clevelandclinic.org

治疗强项：克罗恩病、溃疡性结肠炎等炎症性肠病及综合诊治肠病

世界上最健康的麦当劳在哪里？答案就是克利夫兰医学中心。

2012 年 5～7 月，我在医院"百人计划"资助下前往克利夫兰医学中心学习胃肠道疾病病理。当时正值新领导上任不久，对医院进行"整改"，不允许麦当劳等快餐在院区营业，迫不得已，麦当劳单独和克利夫兰订了一份协议，大幅度提高食品中蔬菜比例，使用相对健康的油等，才得以保留。这种注重细节和对员工健康的关心，让我从另一方面认识到克利夫兰为什么是世界顶级医院。

在胃肠病领域，克利夫兰从 2003 年就一直稳居美国医院排行榜中专科排名的第二名，是美国最早将结直肠外科与胃肠病学和肝脏病学全面整合的医学中心之一，也是世界主要收集遗传性结直肠癌病例资料的中心之一。

学习期间，感受最深的就是它们的学科设置，国内是按治疗方式划分，而克利夫兰是按系统和疾病来划分，设立相应的治疗中心，譬如治疗胃肠疾病的消化疾病研究所，包括消化内科、胃肠道及肝胆胰腺外科以及内镜中心等多个部门，不仅方便患者就医，还可促进各科室的沟通协作。

医院对患者的人文关怀也让我印象非常深刻。有次和医生一起出诊，遇到一个 9 岁大的小患者，孩子一进诊室就开始大哭。医生和护士丝毫没有生气和不满，逗他开心，但孩子还是没有停止哭泣。过了一小会儿，一位护士牵来一只小狗和孩子玩，不一会儿孩子就不哭了。后来我才知道，这些小狗都是医院的正式"雇员"，主要在儿科和肿瘤科对患者进行安慰和陪伴。

老年病科

1. 约翰·霍普金斯医院

2. 梅奥诊所

3. 加州大学洛杉矶分校医学中心

体验医生：李海聪，中日友好医院中医老年科主任

体验医院：约翰·霍普金斯医院 www.hopkinsmedicine.org

治疗强项：阿尔茨海默氏症诊治及相关研究

每个医生人手一台电脑、一部电话、一台呼叫器，病房的走廊两侧有很多备用电脑，医生查房时能随时查阅病人信息资料和检查结果，随时开医嘱或记录病情变化。这不是哪部美剧中的剧情，而是约翰·霍普金斯老年医学中心医生在病房中的工作常态。

2012 年 2 ~ 5 月，非常有幸能够到约翰·霍普金斯大学老年医学中心进行学习，首先感受到的就是这里便利、发达的信息管理系统，让医生更加便捷地进行病例交流和探讨。

约翰·霍普金斯老年医学中心是美国国家老龄问题研究所（NIA）指定的阿尔茨海默氏症中心，在该疾病研究领域全球领先。

三个月时间里，我主要在老年医学中心的病房学习，因此也真正体验到了先进而完善的"医疗转诊网络"体系。如果患者因急性心梗收治入院，首先会进入"急性病病房"，病情相对稳定，医生评估后转入"亚急性病病房"，随着病情改善，再转入 Nursing Home（老年护理中心）和家庭病房。

刚开始和主管大夫一起查房时，就遇到了一件让我很震惊的事情。主管大夫给一位患者检查完后就问他：如果你住院期间病情发展严重，情况危急时，是否需要实施胸外按压、心肺复苏、气管插管等抢救措施？在一旁陪伴的女儿对父亲说：这是你的权利，你自己做选择。如果在国内，医生这样问，患者肯定会被吓坏，而且家属也不理解，认为这样不吉利，但是在美国，患者习以为常，这是他们对待自己生命的权利。

神经学与神经外科

1. 约翰·霍普金斯医院

2. 梅奥诊所

3. 纽约长老会哥伦比亚与康奈尔大学医院

体验医生：周筠，北京天坛医院神经内科副主任医师

体验医院：约翰·霍普金斯医院 www.hopkinsmedicine.org

治疗强项：肌萎缩侧索硬化、动脉瘤、脑瘤、癫痫等

现代神经科学发源地。一句话，就足见约翰·霍普金斯医院在神经学领域的权威。我在霍普金斯访问时得知，现代神经外科的创始人 Cushing H（1869～1939）就是在这里开启了他辉煌的职业生涯，其墓志铭刻着"第一个作帽状腱膜缝合的人长眠于此"。

神经学领域是医院的优势领域，重点拳头科室，下设多个治疗中心：包括脑血管疾病、动脉瘤、脑瘤、癫痫、多发性硬化等，每一种疾病分别设有独立的治疗中心。神经疾病纷繁复杂，如果说一种疾病有十种原因所致，医生也会一一排查，一个都不放过。

我去约翰·霍普金斯医院进修之时，该医院连续第21年在全美医院综合评比中排名第一。医院和医学院在同一地点，医院专家大多是医学院的教授，而约翰·霍普金斯医学院教授和研究人员中先后有二十多位"诺贝尔生理学或医学奖"得主。在医院餐厅就餐时你的邻座就有可能是诺贝尔奖得主。

在约翰·霍普金斯，我主要学习神经内科领域。除了向专家学习一流的神经科学技术和科学的思维理念外，保护患者、与患者平等交流，也是我学习期间最重要的感悟和收获之一。刚到医院，需要通过考试才能申请到临床学习，而考试的第一项，就是尊重患者隐私。医生不能随便将患者信息透露给其他医生或其他不相关的人员，即便需要做临床科研，也必须提前跟患者沟通好，签订知情同意书，而我作为外来医生，也必须跟随导师一起出诊，没有私自会见患者的权利。

眼科

1. 迈阿密大学巴斯科姆帕尔默眼科研究所

2. 威尔斯眼科医院

3. 约翰·霍普金斯医院威尔玛眼科研究所

体验医生：陈跃国，北京大学第三医院眼科中心教授、主任医师

体验医院：约翰·霍普金斯医院威尔玛眼科学院 www.hopkinsmedicine.org/wilmer

治疗强项：黄斑病变、人工眼睛植入术

2000 年我师从世界著名的眼科病理学家曹安民教授，在威尔玛眼科学院做病理学的博士后研究。至今想起来，在那里学习的日子仍令我印象深刻。

威尔玛眼科学院是约翰·霍普金斯医院下面的一个分支，位于马里兰州巴尔的摩市，在华盛顿和纽约之间。

威尔玛眼科学院最牛的要数眼底疾病和视网膜疾病了。现在我国很多医院都会利用光动力治疗黄斑变性，效果非常好，殊不知，威尔玛眼科学院就是这项技术的"开山鼻祖"。不仅如此，世界首例的人工眼睛的植入手术也是在这家医院开展的。最让我惊讶的是，当时我去这里学习的时候，他们一共有 500 多位职工，但是他们却只有 15 张病床。作为世界顶尖的眼科医院，这着实出乎我的意料。后来我才发现，虽然医院每天做很多手术，但是需要住院的却很少，因为他们的眼科手术效率和水平非常高，一般都不需要住院，除非是车祸眼外伤等严重情况才需要住院。

那边的一个主任级的大夫可以一天看到 100 多个病人，因为他们的主任医师有很多助手和技术员，里面所有的技术员都在为其服务。技术员先接待病人，把相关检查安排做完，然后，主任再看诊断结果，效率是非常高的。

风湿病科

1. 梅奥诊所
2. 克利夫兰医学中心
3. 约翰·霍普金斯医院

体验医生：邓晓莉，北京大学第三医院风湿免疫科副主任医师
体验医院：梅奥诊所 www.mayoclinic.org
治疗强项：系统性血管炎、类风湿关节炎等风湿免疫病

第一例髋关节置换手术在这展开，第一次用糖皮质激素治疗风湿病……这些足以显示梅奥在风湿病领域的创新与权威。

全球不少国家的富豪、政要及明星，千里迢迢来这里求诊。我是 2012 年有机会作为访问学者在梅奥学习的。这里多数患者，都是带着厚厚的诊断资料，来解决其他医院解决不了的问题。这里是解决疑难杂症的地方。

风湿免疫病种类繁多，在梅奥，既有一些常见疾病的诊断，一些罕见疾病如复发性多软骨炎、灾难性抗磷脂综合征也不在话下。利用偏光显微镜对晶体关节炎进行明确诊断等技术，走在全球治疗关节炎的前列。

令医生头疼的血管炎，在梅奥这里却可以得到很好的治疗。血管炎是血管有了炎症被破坏所致，但病因不明，类型多变。梅奥依托着高超的病理活检技术，配合先进的四肢小血管造影等影像学技术、PET-CT、核磁等的应用，往往能认清血管炎的真实面目；各种生物制剂也最先应用在梅奥的临床试验中。而国内治疗血管炎等风湿免疫病的生物制剂仅一两种，疗效极为有限。

梅奥医疗水平高，离不开这里的明确分工与团队协作。有专门的秘书负责预约时间，专门的人员安排化验，还有专门的统计人员协助临床调查，而医生就只需负责为患者治病。在梅奥，医生就专注做医生的事儿，轻松还容易出成绩。

肺病科

1. 梅奥诊所
2. 科罗拉多大学医院国立犹太医学研究中心
3. 克利夫兰医学中心

体验医生：田欣伦，北京协和医院呼吸内科主治医师

体验医院：梅奥诊所 www.mayoclinic.org

治疗强项：呼吸科常见病、罕见病

梅奥呼吸科的治疗之所以突出与他们得力的研究分不开。

除了我们常常听说的呼吸科常见病外，就连我们国内很多地方医院的呼吸科大夫都没有听说过的罕见病，如肺弥漫性淋巴管瘤病、肺组织细胞增生症、IgG$_4$相关肺疾病等，也都是这里的医生在全世界最早报道的。

我想除了因为这里的医疗水平高外，这里的贴心服务也是成功的一部分原因吧。梅奥诊所的门诊大楼用豪华来形容一点不为过，这样的设计是为了让患者减轻心中的压抑。

呼吸科诊室不大，仅 5～6 平方米，患者的座位是沙发，诊室内有电子血压计，墙壁上有吸氧装置。诊床真是值得称道：只有我国北京协和医院诊床 2/3 的长度，患者可以坐在上面，头侧的诊床可以 0～90 度抬高，方便不同体位的检查。如果患者需要平卧，诊床足侧下方的小桌板可以抽出延长。墙上有美丽的风景画，看了让人赏心悦目。

梅奥诊所的呼吸和危重症科队伍庞大，危重症部分包括 MICU、呼吸 ICU、麻醉及外科 ICU、创伤 ICU、心脏 ICU、移植 ICU、神经 ICU、儿科

ICU、血管 ICU 九个部门，均隶属于呼吸及危重症科。

梅奥的呼吸科一名医生每个工作单元仅看 2 ~ 6 名患者，每名患者都会得到最详细和耐心的解答，这样充分的交流在美国的其他医院也很难做到，因为这样的医患比例将造成医院的亏损，那么梅奥是如何维持运转的呢?

梅奥是美国最早的非营利性医院之一，医院收入的一半左右来自病人捐款，另外还有政府拨款及科研经费。因此这里才能做到医生的收入与看病人的数量无关，目标是病人满意，而不是医院赚钱。在梅奥大楼的一层，有一面墙上都是巨额捐款的患者或其家属姓名，医院员工随时恭候患者的捐款。

泌尿科

1. 约翰·霍普金斯医院

2. 克利夫兰医学中心

3. 梅奥诊所

体验医生：胡小鹏，北京朝阳医院泌尿外科主任医师

体验医院：霍普金斯医院 www.hopkinsmedicine.org

治疗强项：肾移植、前列腺癌

在霍普金斯院史展览馆里，映入眼帘的是许多对医学发展的开创性贡献：橡胶手套在手术中的使用、紫外线消毒的临床应用、心肺复苏技术和肾透析模型的建立、口服避孕药的发明……其中任何一项在医学发展史上都具有里程碑式的意义。泌尿外科就是最早在这里建立起来的。

要说这里什么病治得最好，恐怕是前列腺癌。因为在美国，泌尿系统疾病发病率最高的是前列腺癌，中东石油大亨们患上前列腺癌后都会选择在这里治疗。

该院器官移植中心已经成为全美乃至全球所做肾移植手术难度最大的中心之一。翻看历史，这里开创了许多肾移植术的先河：世界首例腹腔镜活体供肾切取术、世界首例腹腔镜活体供肾切取经阴道取出术、世界首例"多米诺"肾移植、供肾低温保存 68 小时后移植成功的世界纪录……

康复科

1. 西北大学芝加哥康复研究

2. 凯斯勒康复研究所

3. 赫尔曼纪念医院

体验医生：舒彬，重庆医科大学附属康复医院副院长，教授

体验医院：西北大学芝加哥康复研究所 www.ric.org

治疗强项：神经控制假肢

去芝加哥康复研究所访问是 3 年前的事了。西北大学芝加哥康复研究所非常有名，成立于 1954 年，从 1991 年开始，连续 20 多年，一直排名美国康复医院的榜首，世界上第一例神经控制假肢就是由这家医院研究成功的。

芝加哥康复研究所的研究机构非常庞大，有许多实验室，如运动控制实验室、神经康复实验室、虚拟技术实验室、康复机器人实验室、步态分析实验室等，这些实验室很少从事纯基础研究，而是与临床紧密结合，根据患者的功能障碍部位、程度等，设计、制造个性化的辅助器具、训练器械等。

与我国很多人不重视康复的情况不一样，这里物理治疗师、作业治疗师、言语治疗师、呼吸治疗师等基本都是硕士、博士毕业，每位治疗师都能根据患者的伤情，实施个性化的康复治疗。

※ 相关阅读：出国就医提示

1. 赴美国就医，除非在美有亲戚或朋友，否则找一个可靠的咨询机构。要看营业执照原件、国外医院合作授权书、成功案例。

2. 在国外的医疗花费别给中介，应直接给院方。

3. 不是所有的人都适合出国看病，一个是病情需要，一个是经济能力许可。

4. 病人要有合理的预期，不要以为去国外有灵丹妙药，要有理性的判断。

（杨小明　文雯　李桂兰　田茹　胡媛）